孕产期营养
健康指导

哈尔滨出版社

图书在版编目(CIP)数据

孕产期营养健康指导/崔钟雷主编.—哈尔滨：
哈尔滨出版社，2010.7
（家藏天下）
ISBN 978-7-5484-0122-3

Ⅰ.①孕… Ⅱ.①崔… Ⅲ.①孕妇–营养卫生–基本
知识②产妇–营养卫生–基本知识 Ⅳ.①R153.1

中国版本图书馆 CIP 数据核字（2010）第 062603 号

书　　名：	**孕产期营养健康指导**
主　　编：	崔钟雷
副 主 编：	王丽萍　范秀楠　程晓波
责任编辑：	韩伟锋　李金秋
责任审校：	陈大霞
装帧设计：	稻草人工作室
出版发行：	哈尔滨出版社（Harbin Publishing House）
社　　址：	哈尔滨市香坊区泰山路 82-9 号　　邮编：150090
经　　销：	全国新华书店
印　　刷：	北京朝阳新艺印刷有限公司
网　　址：	www.hrbcbs.com　　www.mifengniao.com
E - m a i l：	hrbcbs@yeah.net

编辑版权热线：　(0451) 87900272　87900273
邮购热线：　(0451) 87900345　87900299　87900220 (传真)　或登录蜜蜂鸟网站购买
销售热线：　(0451) 87900201　87900202　87900203

开　　本：	889×1194	1/16	印张：13.5	字数：170 千字	
版　　次：	2010 年 7 月第 1 版				
印　　次：	2010 年 7 月第 1 次印刷				
书　　号：	ISBN 978-7-5484-0122-3				
定　　价：	19.90 元				

凡购本社图书发现印装错误，请与本社印制部联系调换。　服务热线：　(0451) 87900278
本社法律顾问：黑龙江佳鹏律师事务所

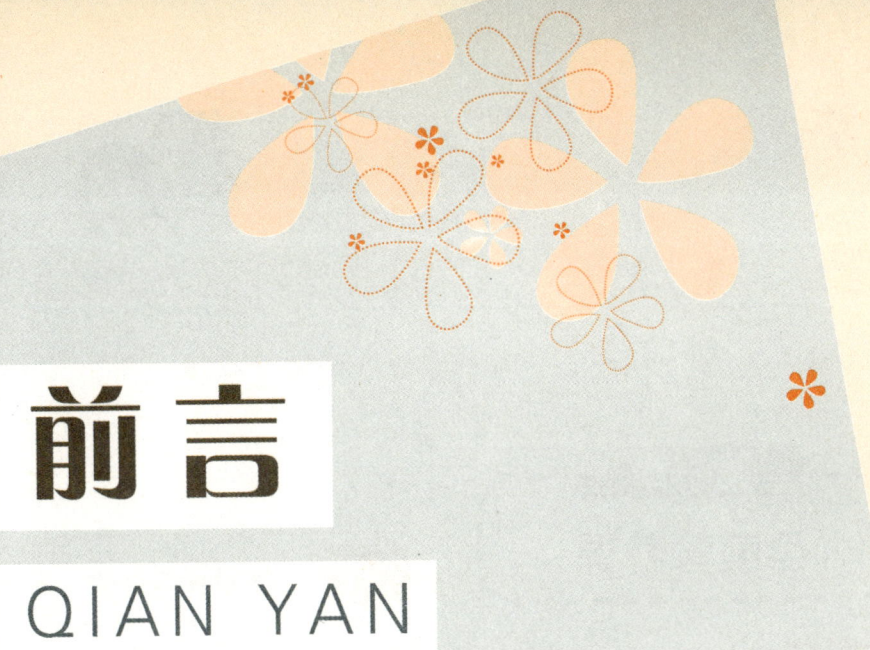

前言

QIAN YAN

  在物质生活越来越丰富的今天,人们在追求物质基础的同时,更加向往获得身体的健康和内心的安宁。的确,让自己拥有健康,让自己保持健康,是一件幸福的事。而让自己和家人生活得快乐、健康,则是每个人送给自己和家人最好的礼物。

  怀着这样美好的愿望,我们特地编写了这套《家藏天下》丛书。她像是一位益友,在你身体不舒服的时候,只要牢记她的叮嘱,必定可以使你重新绽放笑颜;她像是一位智者,将她所知道的养生知识倾囊相授,让你为自己的健康负起责任来,树立起"关爱生命,远离疾病"的观念,并且在追求长寿的道路上获益良多;她更像是一位常住家中的私人医生,随时随地为你的健康出谋划策,保证健康常伴左右。因为有了她的存在,家庭主妇再也不必劳苦于厨房之中,学会书中的妙招就能轻松搞定;因为有了她的存在,读者朋友可以通过自我按摩,从此远离亚健康;因为有了她的存在,新手妈妈不再无助,书中的喂养知识和智力开发方法可以让宝宝茁壮成长;因为有了她的存在,中年人可以健康常在,老年人可以笑口常开。

  罗丹曾说,生活中不是缺少美,而是缺少发现美的眼睛。生活的美千姿百态,绚丽缤纷,只要你细心观察,用心体验,平淡繁杂的生活就能变得井井有条、情趣丰富。我们衷心地希望读者能在《家藏天下》中感受到生活的一种从容之美。

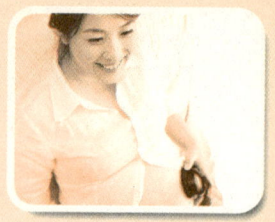
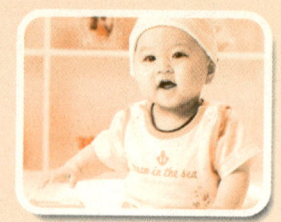
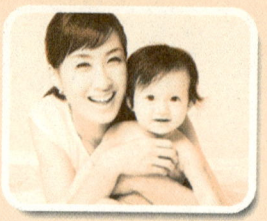

第一章 孕前营养课

一、孕期健康营养素

1. 蛋白质 …………………… 12
2. 脂肪 ……………………… 13
3. 维生素 A ………………… 15
4. 维生素 B_1 ……………… 16
5. 维生素 B_2 ……………… 17
6. 维生素 B_3（烟酸、尼克酸） … 18
7. 维生素 B_6 ……………… 19
8. 维生素 B_{12} …………… 21
9. 维生素 C ………………… 22
10. 维生素 D ……………… 23
11. 维生素 E ……………… 24
12. 维生素 K ……………… 26
13. 钙 ……………………… 27
14. 铁 ……………………… 28
15. 碘 ……………………… 29
16. 锌 ……………………… 30
17. 纤维素 ………………… 32
18. 叶酸 …………………… 33
19. β-胡萝卜素 …………… 35
20. DHA …………………… 36

二、孕期营养食物

1. 小米 …………………… 37
2. 玉米 …………………… 38
3. 茼蒿 …………………… 40
4. 丝瓜 …………………… 41
5. 萝卜 …………………… 42
6. 香菇 …………………… 43
7. 橙子 …………………… 44
8. 柠檬 …………………… 45
9. 木瓜 …………………… 46
10. 香蕉 ………………… 47
11. 火龙果 ……………… 48
12. 红枣 ………………… 50
13. 鲈鱼 ………………… 51
14. 鲫鱼 ………………… 52
15. 虾 …………………… 53
16. 海参 ………………… 54
17. 乌鸡 ………………… 56
18. 鸡肉 ………………… 57
19. 猪蹄 ………………… 58
20. 牛肉 ………………… 59

目录 Contents

21. 花生 60
22. 绿豆 62
23. 豆浆 63
24. 酸奶 64
25. 牛奶 65

三、孕期病症饮食调理

1. 妊娠呕吐饮食调理 66
2. 妊娠贫血饮食调理 67
3. 妊娠便秘饮食调理 68
4. 腹胀腹痛饮食调理 69
5. 妊娠失眠饮食调理 71
6. 妊娠水肿饮食调理 72
7. 妊娠高血压综合征饮食调理 73
8. 妊娠糖尿病饮食调理 74
9. 妊娠下肢静脉曲张饮食调理 75

第二章 孕期营养指导

一、一月健康饮食

1. 准妈妈小讲堂 78
2. 饮食追踪 80
3. 应对早孕反应 81
4. 准妈妈忌吃四种鱼 82
5. 准妈妈可多吃嫩玉米 83
6. 准妈妈进食要细嚼慢咽 84
7. 准妈妈吃水果要适量 84

二、二月健康饮食

1. 准妈妈小讲堂 85
2. 饮食追踪 86
3. 益智健脑关键期 89
4. 准妈妈要充分补水 89
5. 准妈妈喝水五注意 89
6. 素食妈妈要用心 90
7. 准妈妈营养摄入有限度 90
8. 酸性食物要适量 91
9. 晚餐吃多少 91

三、三月健康饮食

1. 准妈妈小讲堂 91
2. 饮食追踪 94
3. 准妈妈早餐很关键 96
4. 准妈妈要多吃粗粮 97
5. 体重增长有限度 98

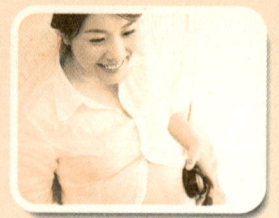
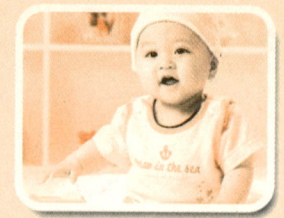
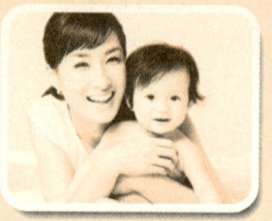

四、四月健康饮食

1. 准妈妈小讲堂 …………… 99
2. 饮食追踪 ………………… 102
3. 补钙关键期 ……………… 104
4. 准妈妈如何补钙 ………… 104
5. 注意补铁 ………………… 105
6. 选择补铁食物 …………… 106
7. 重视补碘 ………………… 106
8. 小心补充维生素类制剂 … 106

五、五月健康饮食

1. 准妈妈小讲堂 …………… 107
2. 饮食追踪 ………………… 108
3. 合理增加饭量 …………… 109
4. 切忌暴饮暴食 …………… 110
5. 晚餐进食原则 …………… 110
6. 准妈妈少吃火锅 ………… 110

六、六月健康饮食

1. 准妈妈小讲堂 …………… 111
2. 饮食追踪 ………………… 113
3. 准妈妈应多吃鳝鱼 ……… 114
4. 适量吃海带 ……………… 115
5. 适度食用高脂肪食物 …… 115
6. 适度食用高蛋白食物 …… 116

七、七月健康饮食

1. 准妈妈小讲堂 …………… 116
2. 饮食追踪 ………………… 118
3. 自制健康零食 …………… 118
4. 准妈妈健康美容密友 …… 119
5. 准妈妈少补人参 ………… 120
6. 动物肝脏摄入要适量 …… 120

八、八月健康饮食

1. 准妈妈小讲堂 …………… 121
2. 饮食追踪 ………………… 122
3. 准妈妈不要喝糯米甜酒 … 122
4. 准妈妈少吃荔枝 ………… 123
5. 可减轻水肿的食物 ……… 123
6. 胎宝宝牙齿钙化关键期 … 124
7. 准妈妈要少吃腌菜 ……… 124

九、九月健康饮食

1. 准妈妈小讲堂 …………… 125
2. 饮食追踪 ………………… 126
3. 两种瓜利于准妈妈减轻水肿 … 126
4. 准妈妈要多吃绿豆 ……… 127

目录 Contents

5. 准妈妈可多吃鸭肉 …………… 127
6. 用餐要按时 …………… 127
7. 不喝保温瓶中的隔夜水 …………… 128
8. 准妈妈应喝新鲜果汁 …………… 128
9. 多吃补锌食物 …………… 129

十、十月健康饮食

1. 准妈妈小讲堂 …………… 129
2. 产前饮食营养 …………… 131
3. 产前饮食原则 …………… 131
4. 产前多吃巧克力 …………… 131
5. 增加产力的饮食 …………… 132

第三章 准妈妈厨房

一、一月食谱

安胎鸡汤 …………… 134
鲜奶茭白 …………… 134
人参乌鸡汤 …………… 134
绿豆芽炒里脊丝 …………… 135
茄泥肉丸 …………… 135
菠菜拌粉丝 …………… 136
菠萝牛排 …………… 136
芝麻菠菜 …………… 136

麻婆西施粥 …………… 137
肉丝菠菜 …………… 137
番茄翡翠片 …………… 137
砂仁鲫鱼 …………… 138

二、二月食谱

核桃仁烩虾球 …………… 138
鱼肉木耳汤 …………… 139
黄豆炖排骨 …………… 139
奶油玉米笋 …………… 139
冬瓜蟹肉羹 …………… 140
黄瓜炒奶汁番茄 …………… 140
草莓绿豆糯米粥 …………… 140
酸菜牛肉 …………… 141
榄香肉末四季豆 …………… 141
脆爆海带 …………… 142
酱汁牛子骨 …………… 142
甜酱排骨 …………… 142

三、三月食谱

油豆腐炒油菜 …………… 143
土豆烧肉片 …………… 143
奶油白菜 …………… 144
榨菜蒸牛肉 …………… 144
甜椒牛肉丝 …………… 144
糖醋排骨 …………… 145
鸡脯扒小白菜 …………… 145

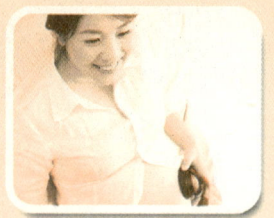
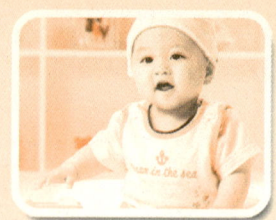
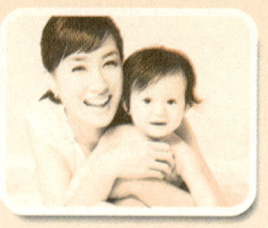

冬菇油菜肉丸汤 ………… 145
美味香菇盒 ……………… 146
什锦鸡丁 ………………… 146
菠萝鸡肾 ………………… 147
清蒸大虾 ………………… 147

四、四月食谱

蔬菜鸡蛋色拉 …………… 148
板栗炖子鸡 ……………… 148
豆芽鸡丝 ………………… 149
椰子鸽肉汤 ……………… 149
黑豆红枣炖鲤鱼 ………… 149
果脯八宝粥 ……………… 150
荷叶凤尾鱼 ……………… 150
海米鸡蛋羹 ……………… 150

五、五月食谱

家常鸡蛋汤 ……………… 151
芝麻黄鱼排 ……………… 151
鸡肝小米粥 ……………… 151
核桃仁拌芹菜 …………… 152
板栗烧菜心 ……………… 152
孜然排骨 ………………… 152

六、六月食谱

木耳拌海蜇丝 …………… 153

鲜肥头鱼汤 ……………… 153
生菜鱼豆腐汤 …………… 154
什锦牛骨汤 ……………… 154
虾仁豆腐汤 ……………… 154
韭黄炒鸡蛋 ……………… 155
玉竹沙参老鸭汤 ………… 155

七、七月食谱

鲜干贝 …………………… 155
翡翠虾仁 ………………… 156
营养豆腐皮 ……………… 156
莲子百合煨瘦肉 ………… 156
番茄虾片 ………………… 157
川贝酿梨 ………………… 157
砂仁猪肚条 ……………… 158

八、八月食谱

西芹鸭丁 ………………… 158
鸭心燕窝汤 ……………… 159
杏仁瘦肉汤 ……………… 159
牛肉丸子汤 ……………… 159
青椒土豆丝 ……………… 160
拌豆腐 …………………… 160
鲜贝蒸豆腐 ……………… 160
玉米须小肚汤 …………… 161

目录 Contents

九、九月食谱

红烧鲤鱼 ……………………… 161
爆炒腰花 ……………………… 162
乌骨鸡肝粥 …………………… 162
笋片烧鸭肝 …………………… 162
木瓜花生汤 …………………… 163
香菇炒菜花 …………………… 163
鲜蘑氽小丸 …………………… 163
青椒里脊片 …………………… 164

十、十月食谱

人参鸡片 ……………………… 164
虾米烧菜心 …………………… 165
酱牛舌 ………………………… 165
黑豆牛尾汤 …………………… 165
鱼香鸽蛋 ……………………… 166

第四章 产后饮食指导

一、产后饮食调养

1. 新妈妈所需营养特点 ……… 168
2. 坐月子补养阶段 …………… 168
3. 产后初期饮食 ……………… 170
4. 如何喝生化汤 ……………… 171
5. 新妈妈恢复的季节补养 …… 171
6. 补充营养元素 ……………… 172
7. 产后恢复期饮食调养原则 … 173
8. 产后多吃蔬菜和水果 ……… 174
9. 新妈妈避免食用哪些食物 … 174
10. 产褥期也要防止营养过剩 … 176

二、哺乳营养指导

1. 宝宝营养来源的最佳选择 … 176
2. 母乳分泌阶段 ……………… 178
3. 初乳的重要性 ……………… 178
4. 妈妈饮食对宝宝大脑发育的影响 ……………………………… 179
5. 妈妈饮食与宝宝腹泻的关系 … 179
6. 增加乳汁的营养素和食物 … 180

三、增加乳汁食物

1. 大米 ………………………… 181
2. 小米 ………………………… 181
3. 玉米 ………………………… 181
4. 小麦 ………………………… 182
5. 黄豆 ………………………… 182
6. 豌豆 ………………………… 182

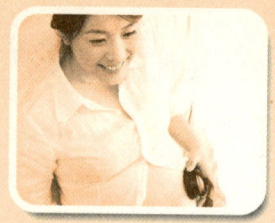
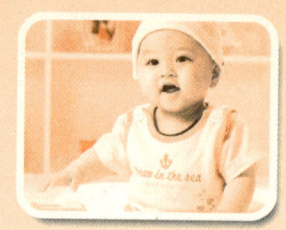
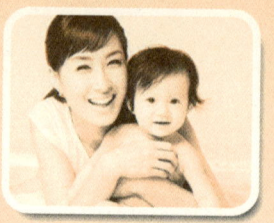

7. 黑豆 …………………………… 183
8. 乌鸡 …………………………… 183
9. 羊肉 …………………………… 183
10. 牛肉 ………………………… 183
11. 鲫鱼 ………………………… 184
12. 黄花鱼 ……………………… 184
13. 带鱼 ………………………… 184
14. 黄花菜 ……………………… 184
15. 茄子 ………………………… 185
16. 油菜 ………………………… 185
17. 莴笋 ………………………… 185
18. 山楂 ………………………… 186
19. 苹果 ………………………… 186
20. 红枣 ………………………… 186
21. 桃 …………………………… 186
22. 牛奶 ………………………… 187
23. 豆浆 ………………………… 187
24. 酸奶 ………………………… 187

四、增乳食谱

牛奶鲫鱼汤 …………………… 188
茭白猪蹄汤 …………………… 188
归姜羊肉汤 …………………… 189
木瓜烧带鱼 …………………… 189
乌鱼通草汤 …………………… 189
莴苣粥 ………………………… 190
鲤鱼鲜汤 ……………………… 190

醪糟蒸鸡蛋 …………………… 190
中药鸡汤 ……………………… 191
黄芪鸡汤 ……………………… 191
百合虾仁 ……………………… 192
归芪鲫鱼汤 …………………… 192

五、饮食调养产后病症

1. 调养产后贫血 ……………… 192
2. 促进恶露排出 ……………… 194
3. 防治产后便秘、痔疮 ……… 196
4. 预防产后抑郁 ……………… 198
5. 预防产后水肿 ……………… 202
6. 调养产后多汗 ……………… 203
7. 调养产后腹痛 ……………… 206

第一章 孕前营养课

一、孕期健康营养素

YUNCHANQI YINGYANG JIANKANG ZHIDAO

 1. 蛋白质

蛋白质约占人体重量的18%,是构成人体的重要成分之一。蛋白质含二十多种氨基酸,其中有些氨基酸是人体不能自行合成的,必须由食物来供应,我们称之为必需氨基酸。具体来说,食物蛋白质营养价值的高低,主要由其所含必需氨基酸的种类、含量及比例和人体蛋白质来决定,就是说食物蛋白质中的各种必需氨基酸的比例越接近人体蛋白质的组成成分,就越容易被人体消化吸收,其营养价值就越高。一般来说,动物性蛋白质中必需氨基酸构成的比例最接近人体蛋白质,因此是优质蛋白质。

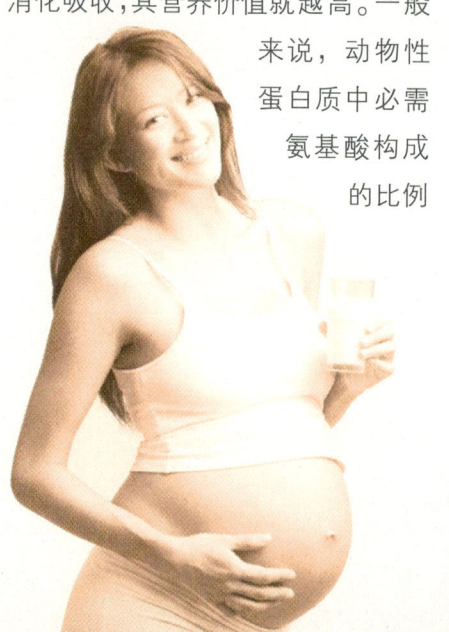

 建议日摄取量

孕期每天须补充的蛋白质比孕前多15克,大约60克。孕晚期蛋白质供给要包括足够的动物蛋白质,并要在原有基础上每天增加25克,即供给85—100克。

 补充周期

建议缺乏蛋白质的准妈妈每天适量补充。

 食物来源

鱼类、肉类、奶酪、蛋、豆类、牛奶、豆制品等。

其中,最易被人体吸收的是蛋类和奶类的蛋白质。人们通常比较注意动物蛋白的营养价值,而忽视摄取植物蛋白。豆类制品不但味道鲜美,且有利于胎宝宝的大脑发育。多食用豆制品,可以预防贫血、新陈代谢紊乱、脱发和营养不良性浮肿等,促进胎宝宝脑细胞的健康生长。尤其在妊娠晚期,即妊娠的最后3个月,是胎宝宝脑发育的旺盛时期,在这一时期更应该注重补充优质蛋白质。

第一章 孕前营养课

功效

在妊娠期,准妈妈从食物中摄取的蛋白质是其血液量的增加、身体免疫能力的增强、准妈妈每日活动及胎宝宝的生长发育所需能量的来源。特别是妊娠晚期,这3个月是胎宝宝大脑生长发育的旺盛时期,更需要大量的蛋白质。

优质的蛋白质是帮助胎宝宝建造胎盘,支持胎宝宝脑部发育的重要物质。胎宝宝还要依靠从母体得到的蛋白质,合成肌肉、内脏、血液、皮肤等。

缺乏的影响

如果准妈妈对含有重要氨基酸的蛋白质摄取不足,就难以适应胎盘、子宫、乳腺组织的变化,尤其是在怀孕后期,会因血浆蛋白降低而引起浮肿,并且会严重影响胎宝宝的发育。

搭配方案

获取蛋白质的最好搭配是植物性食物与动物性食物共食,如燕麦粥与牛奶、面包与奶酪、谷物与肉、谷物与乳制品等。如果每天能均衡摄取五大类食物中的3—4份(鱼、肉、家禽、蛋、乳制品),那么再加一点额外的补充即可满足准妈妈每天对蛋白质的需求。

温馨提示 TIPS

鱼、肉、蛋中既含有丰富蛋白质,也含有铁、维生素B_6、锌等重要营养素,但因肥肉、全脂奶粉、奶酪等脂肪含量过高,所以要适量摄取。要注意的是,单纯追求高蛋白也是不可取的。孕期高蛋白饮食会影响准妈妈的食欲,增加胃肠的负担,并因其他营养物质摄入偏少,使饮食营养失去平衡。

2. 脂肪

脂肪占脑重量的50%—60%,是构成人体各组织的重要营养物质,在大脑的活动中起着不可替代的作用。脂肪是人体热能的来源,是人类膳食中不可缺少的营养素。脂肪中所含有的脂肪酸种类决定了它营养价值的高低。脂肪酸分为两大类:饱和脂肪酸和不饱和脂肪酸。如亚麻油

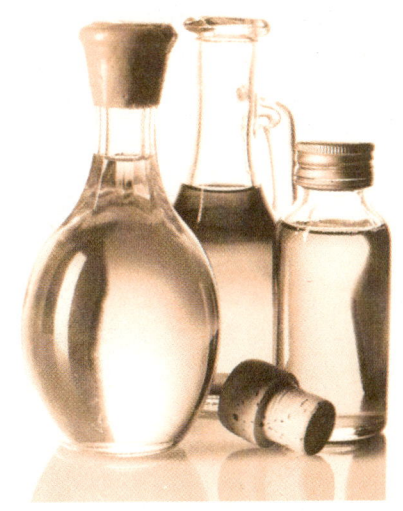

酸、次亚麻油酸、花生四烯酸等均属在人体内不能合成的不饱和脂肪酸,只能由食物供给,又称做必需脂肪酸。必需脂肪酸主要存在于植物油脂中,而在动物油脂中含量较少。

母体是通过胎盘供应胎宝宝所需的必需脂肪酸的,因此,为了让胎宝宝健康地成长发育,孕期应适当多吃些植物油。

建议日摄取量

每天脂肪摄取量应达到 20—30 克,但不要超过 50 克,脂肪供应的热能达到总热能的 25% 即可,以防脂肪摄取过多增加肝脏的负担,或造成肥胖。

补充周期

建议缺乏脂肪的准妈妈每天适量补充。

食物来源

动物油、食用油(豆油、葵花油、玉米油、芝麻油、橄榄油、花生油)、乳制品、肥肉、果仁等。

植物油除茶油、菜子油外,必需脂肪酸的含量都比动物油的含量高。

功效

脂溶性维生素 A 和维生素 D 对胎宝宝的骨骼和视力的发育起着决定性作用,而维生素 A 和维生素 D 的重要来源是动物油脂。胆固醇是胎宝宝脑成长所必需的营养素,它可促进脂溶性维生素 E 的吸收,起到安胎的作用,还能帮助固定内脏器官的位置,为胚胎发育提供一个安宁的环境。

缺乏的影响

如果脂肪吸收过少,会导致热量的摄入不足和必需脂肪酸的缺乏。必需脂肪酸是人体不可缺少的营养物质,如果必需脂肪酸摄入不足,会导致血尿、皮肤疹、泌乳障碍等多种疾病,影响胚胎、婴儿发育及母体健康,也会影响脂溶性维生素的吸收,造成维生素 A、维生素 D 的缺乏等。

搭配方案

搭配维生素 K,更易被人体吸收。

温馨提示 TIPS

妊娠早期会有厌食反应,准妈妈通常会选择一些清淡食物,但是这样会使妊娠早期脂肪摄取量减少,而脂肪在妊娠早期是不可缺少的营养素,能起到安胎作用,因此,这个时期可吃些核桃、芝麻来补充脂肪。

准妈妈可适量食用植物油,但要限制动物脂肪的摄入量。准妈妈体重过重时,会增加妊娠并发症的发病率。

脂肪本身虽不会导致癌症,但长期嗜食高脂肪食物能诱发结肠癌。同时,高脂肪食物能增加催乳激素的合成,提高乳腺癌的发生概率,严重影响母体健康。

另外,虽然宫颈癌和卵巢癌有家族遗传的因素,但也与长期高脂肪膳食有关。

第一章 孕前营养课

3. 维生素A

脂溶性维生素A的消化与吸收需要脂肪和矿物质的辅助，它可以储藏于体内，所以不需要每天补给。维生素A有两种存在形式：一种是维生素A醇，它只存在于动物性食物中；另一种是胡萝卜素，在体内转变为维生素A的预成物质，可从动物性及植物性食物中摄取。

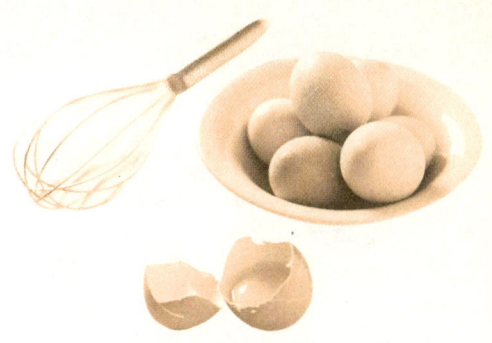

建议日摄取量

对一般成年男性而言，每天需要摄取维生素A 5 000国际单位，女性需要4 000国际单位。据最新研究显示，在怀孕期间，维生素A的摄取量不需要增加，但如果是正在哺乳的妈妈，在哺乳期的前6个月可每天额外增加2 500国际单位，而在之后的6个月则可减为2 000国际单位。

补充周期

建议每天适量补充。

食物来源

黄色水果、动物肝脏、胡萝卜、白萝卜等黄绿蔬菜，牛奶、蛋类、鱼肝油、奶制品等。

各种动物肝脏是维生素A最好的食物来源，如鱼卵、鱼肝油。牛奶、禽蛋、核桃仁等营养食品，以及白萝卜、胡萝卜等黄绿蔬菜及黄色水果中的维生素A含量也相当丰富。

功效

维生素A能保护胎宝宝的毛发、皮肤、黏膜等，增强机体对细菌的抵抗力；维持胎宝宝正常生长发育与母体各组织的生长；防治视力减退和夜盲症，对多种眼疾的治疗有辅助功效；可预防呼吸系统感染，有助于免疫系统功能正常运转，使病人早日康复。

缺乏的影响

维生素A的缺乏会降低准妈妈身体的抵抗力，容易发生产后感染。妊娠期维生素A缺乏，可引起流产、胚胎发育不良。维生素A严重不足时，可导致新生儿生长停滞及骨骼、牙齿形成不良，甚至会引起骨骼及其他器官畸形。

搭配方案

低脂肪、肠道寄生虫和高纤维饮食会阻碍β-胡萝卜素转化为维生素A，而维生素E可促进其转化，所以应科学搭配饮食。

温馨提示

服用维生素A制剂（包括维生素A的衍生物）过量易造成胎宝宝畸形。服用过量维生素A会导致婴儿发生双侧输尿管先天畸形或肾积水，如果服用高于10 000国际单位的维生素A，造成胎宝宝畸形的概率会增加4—5倍，所以在服用时一定要特别注意剂量。服用维生素A过量时，会有发热、过敏、头晕、腹泻等异常症状，这些症状会在超量服用6小时后显现。

准妈妈超量服用维生素A不仅可能引起流产，而且还可能造成胎宝宝面部畸形及神经和心血管缺损。此外，准妈妈更要忌服治疗痤疮和银屑病的维生素A类药物，如异维甲酸，因为这是最容易导致胎宝宝畸形的药物。

4. 维生素B_1

维生素B_1又称硫胺素。硫胺素摄入以后，经过磷酸化过程，形成三磷酸硫胺素、焦磷酸硫胺素及单磷酸硫胺素，这些磷酸化的硫胺素作为辅酶参与碳水化合物的代谢。维生素B_1被称为精神性的维生素，因为维生素B_1对精神状态和神经组织有良好的影响。妊娠晚期需要充足的水溶性维生素，尤其是维生素B_1，因为它可以帮助准妈妈维持正常的肠道蠕动和良好的食欲。随着准妈妈摄入热量的增加，维生素B_1的需求量也随之增加，建议在医生的指导下服用。

建议日摄取量

妊娠期应每天摄取维生素B_1 1.5毫克。准妈妈可多食用粗粮、杂粮，并改进烹调方法。

补充周期

由于维生素B_1在人体内仅停留3—6小时，所以必须每天补充。

食物来源

全麦、燕麦、猪肉、花生、茄子、西红柿、小白菜、牛奶等。

大米和小麦的外胚层中维生素B_1含量相对较高，如果多次碾磨就会造成维生素B_1的大量损失。据分析，精米中的维生素B_1含量只有糙米中的1/3，因此吃糙米可以补充维生素B_1。

功效

维生素B_1可促进消化，特别是碳水化合物的消化。维生素B_1可消除疲劳，改善精神状况，维持肌肉、神经组织、心脏活动的正常，缓解晕车、晕船，治疗脚气，改善记忆力。

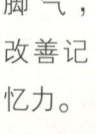

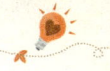

第一章 孕前营养课

缺乏的影响

维生素 B_1 缺乏会使血液中转酮醇酶的活力增高，从而导致体重减轻、全身无力、食欲不振，出现消化障碍、呕吐、便秘、气喘与多发性神经炎，还会伴有膝腰反射迟钝、腓肠肌触痛、消化不良、胃肠蠕动减慢等症状，还会使肌肉衰弱无力，以致分娩时子宫收缩缓慢，延长生产时间，增加生产的困难。

维生素 B_1 缺乏时易使体内丙酮酸滞留于血液中，导致肌肉和神经损伤，其症状表现为脑脊髓细胞水肿、变性，引起对称性周围神经炎、肌力下降。

搭配方案

红薯有润泽肌肤、延缓老化、降低压力、提高免疫力之效，同维生素 B_1 共食，对治疗脚气有显著效果。

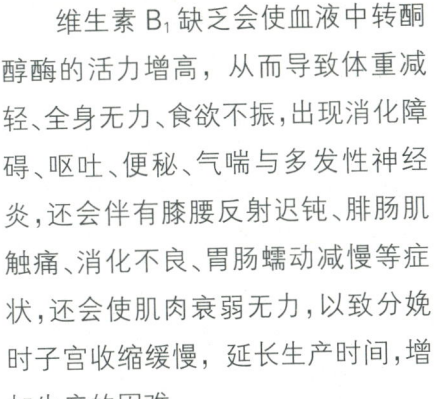

温馨提示

维生素 B_1 补充过量会引起昏昏欲睡或轻度的喘息症状。假如在饭后服用胃酸抑制剂，那么就会失去从这顿饭中所摄取到的维生素 B_1。

如果要通过食物补充维生素 B_1，那么每周应至少食用两次米饭。另外，补充维生素 B_1 最简单的方法，是在早晨将一小匙蜂蜜倒在舌头上，让它慢慢地融化吸收。

5. 维生素 B_2

维生素 B_2 又名核黄素，是一种促生长因子。它由异咯嗪与核糖组成，纯维生素 B_2 为黄棕色针状晶体，味苦，几乎无气味。维生素 B_2 微溶于水而不溶于苯、丙酮、乙醚和氯仿等有机溶剂。在水中，会发出略带黄色的荧光。核黄素是机体中许多酶系统的重要辅基的组成成分，对能量代谢与机体物质的构成有十分重要的意义。

糖类、脂肪、蛋白质等所有能量代谢的顺利进行都离不开维生素 B_2。

建议日摄取量

妊娠期每天需要补充维生素 B_2 1.6 毫克。哺乳期间，前 6 个月每日应摄取 1.8 毫克，之后的 6 个月可略少一些。

补充周期

维生素 B_2 在人体内的被利用率不高，所以需要每天适量摄入。

食物来源

肝、牛奶、蛋、绿叶蔬菜、鱼类、奶酪等。

动物性食物中维生素 B_2 的含量较高，尤其是动物的肝、肾、心，奶类和蛋类中含量也比较丰富。其次是豆类和绿色蔬菜，也是维生素 B_2 的重要来源，菌藻类食物也含有大量维生

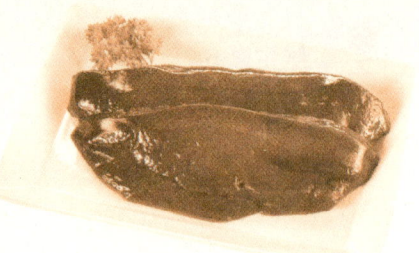

素 B_2，但鱼类中含量很少。主食中的谷类，除小麦胚粉外，含维生素 B_2 相对较少。准妈妈除食用肝脏、蛋黄等食物外还可以食用豆渣、小米等食物。

😊 功效

维生素 B_2 参与蛋白质、碳水化合物、脂肪和核酸的代谢，可提高机体对蛋白质的利用率，参与细胞的生长代谢，促进生长发育，是机体组织修复和代谢的必需营养素；可以预防动脉硬化，是增进脑记忆功能所不可缺少的物质；维生素 B_2 还具有解毒的功效，它可使火腿、黄油和酱油中的添加物转化为无害的物质；可以强化肝功能，调节肾上腺素的分泌；保护皮脂腺及皮肤毛囊黏膜。

😊 缺乏的影响

妊娠期核黄素缺乏，可引起或促发孕早期妊娠呕吐，还会引起孕中期舌炎、口角炎、眼部炎症、唇炎、皮肤炎症，甚至还会导致胎宝宝早产。

😊 搭配方案

可与维生素 B_1、维生素 B_6、维生素 C、维生素 E、维生素 B_3、铁同时摄入，有保胎的功效。

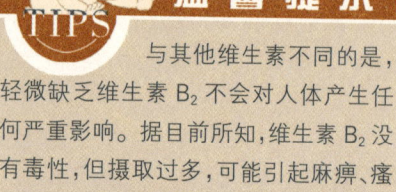

温馨提示 TIPS

与其他维生素不同的是，轻微缺乏维生素 B_2 不会对人体产生任何严重影响。据目前所知，维生素 B_2 没有毒性，但摄取过多，可能引起麻痹、瘙痒、刺痛、灼热感等。

光，特别是紫外线和碱性物质，是维生素 B_2 的天敌。我们知道，以前牛奶是用透明玻璃瓶装的，这样无法保护牛奶中的维生素 B_2，现在均改用不透明的纸盒。

另外还必须避开水(维生素 B_2 在烹煮的液体中会分解)、雌激素、磺胺药剂、酒精等影响维生素 B_2 功效的因素。

🌸 6. 维生素 B_3（烟酸、尼克酸） >>>

维生素 B_3 是烟酸和烟酰胺的总称，也称烟碱酸、尼克酸，是一种治疗糙皮病的维生素。维生素 B_3 溶于水，可在人体中利用色氨酸合成，是合成性激素必不可少的物质。

😊 建议日摄取量

每周宜补充 3—4 次 B 族维生素。妊娠期为 20 毫克，哺乳期为 22 毫克。对于素食的准妈妈来说，应选择高浓度 B 族维生素补充剂。

补充周期

平均每周最多补充 4 次。

食物来源

全麦制品、绿豆、糙米、花生、芝麻、紫菜、香菇、乳品、无花果、鸡肉、蛋、瘦肉、肝、鱼等。

动物性食物中含有丰富的维生素 B_3，植物性食物中只有蘑菇和花生中维生素 B_3 的含量与鱼、肉及动物肝脏的含量接近，其他植物性食物的含量均较低。

功效

维生素 B_3 是维持神经系统健康和脑机能正常运作的重要物质，它能缓解和预防严重的偏头痛，治疗嘴唇、口腔炎症，防治口臭，减轻腹泻；可促进消化系统的健康，减轻胃肠障碍，使人体能充分地通过食物获取能量。维生素 B_3 更是皮肤的良友，能修补及预防阳光对皮肤造成的伤害；能减轻梅尼埃病的症状，从而降低罹患痴呆症的概率；能促进细胞的血液循环，降低胆固醇和甘油三酯，降低血压；能够保护神经系统，提高人体抗压能力，降低忧郁症的发生率。

缺乏的影响

缺乏维生素 B_3 能引起晒后皮肤炎，导致角质粗糙或黑斑的出现，造成失眠、口臭、无原因的头痛、精神倦怠等。准妈妈缺少维生素 B_3 会影响胎宝宝正常的生长发育。

搭配方案

将含有维生素 B_3 的食物与富含蛋白质、维生素 A、维生素 B_2、维生素 B_6 的食物一同食用，会大幅提高吸收率。

温馨提示 TIPS

妊娠期的准妈妈摄取充足的维生素 B_3 可降低胆固醇。

当皮肤对太阳光线特别敏感时，常常是维生素 B_3 不足的预警；当有皮肤粗糙、脱皮现象或患有皮炎时需要补充维生素 B_3。

体内缺乏维生素 B_1、维生素 B_2、维生素 B_6 的准妈妈，因不能由色氨酸自行合成维生素 B_3，所以需要额外补充；经常暴躁不安、精神紧张，甚至患精神分裂的准妈妈应补充维生素 B_3；患有糖尿病、甲状腺机能亢进的准妈妈也需要补充维生素 B_3。

摄取过量维生素 B_3，会引起皮肤短暂性瘙痒及发红。

7. 维生素 B_6

作为水溶性维生素的维生素 B_6，在消化后 8 小时以内就会从体内排出，所以需要通过食物或营养补品来补充。维生素 B_6 是几种物质的集合，是制造抗体和红血球的必要物质，摄取高蛋白食物时要增加它的摄取量。肠内的细菌具有合成维生素 B_6 的能力，所以多吃蔬菜是必要的。另外，在消化维生素 B_{12}、制造盐酸和镁时，维生素 B_6 都是必不可少的。

建议日摄取量

一般来说，成人每天的摄取量是 1.6—2.0 毫克，而妊娠期的准妈妈则需 2.2 毫克。哺乳期间需 2.1 毫克。维生素 B_6 与泛酸、维生素 B_1、维生素 B_2、维生素 C 及镁配合服用，更易吸收。

补充周期

维生素 B_6 仅在人体内停留 8 小时，所以需要每天补充。

食物来源

啤酒、绿色蔬菜、麦芽、小麦麸、大豆、肝、甘蓝、糙米、蛋、燕麦、核桃、花生等。

大豆中含有丰富的维生素 B_6。米糠中含有丰富的维生素 B_6，用酒精溶液浸取米糠，经过分离、提纯，就可以得到纯度较高的维生素 B_6。由于维生素 B_6 广泛存在于各种食物中，而且肠道还能自行制造一部分，一般情况下不易缺乏，但在妊娠时，由于蛋白质需求量的增加，使得维生素 B_6 的需求量增多，因为维生素 B_6 是促进蛋白质合成的有效物质。

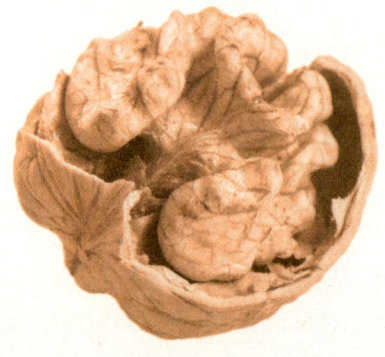

功效

维生素 B_6 是促进氨基酸吸收、蛋白质合成以及神经、脂肪代谢的重要物质，是胎宝宝生长发育必不可少的营养物质，对于防治妊娠期轻度呕吐与恶心有显著效果。妊娠过程中服用维生素 B_6 制剂，可减少色氨酸代谢产物的排出。维生素 B_6 可促进谷氨酸脱羧生成 γ-氨基丁酸，对大脑有抑制作用，如果维生素 B_6 不足可能引起神经中枢兴奋。准妈妈如果有妊娠恶阻现象，服用维生素 B_6 能起到防治作用。

缺乏的影响

维生素 B_6 缺乏的准妈妈所生的宝宝易发生面痛、抽搐。

维生素 B_6 又与色氨酸代谢有关，所以维生素 B_6 的缺乏会导致色氨酸代谢不完全，使代谢终止于黄尿酸阶段，而黄尿酸可与胰岛素相结合，从而降低胰岛素活力，最终导致准妈妈的耐糖量降低。

维生素 B_6 缺乏容易引起过敏性反应，如属于过敏性湿疹的荨麻疹。

搭配方案

维生素 B_6 与维生素 B_1、维生素 B_5、维生素 C 及镁配合服用，吸收效果更为显著。

温馨提示

如果准妈妈服用过量维生素 B_6 或服用时间过长，会导致胎宝宝对它产生依赖性，这在医学上被称为"维生素 B_6 依赖性"。当宝宝出生后，维生素 B_6 的来源不像在母体里那样充分，从而导致体内中枢神经系统的抑制性物质含量降低，宝宝在出生后几个小时或几天内会出现异常表现，主要有易受惊、易兴奋、眼球震颤、哭闹不安、反复惊厥，在1—6个月时还会出现体重不增的情况。如果治疗不及时，会影响胎宝宝的智力。

8. 维生素 B_{12}

维生素 B_{12} 是非常特别的维生素，蔬菜中含量很少，主要存在于动物性食物中。它因含有钴而呈红色，又称为红色维生素。它很难直接被人体吸收，只有与钙结合，才能对人体机能产生有利影响。

建议日摄取量

建议成人每天的摄取量是2微克，妊娠期间的准妈妈为2.2微克，哺乳期的女性则需要2.6微克。维生素 B_{12} 和叶酸、钙质一起摄取会产生显著效果。

补充周期

建议缺乏维生素 B_{12} 的准妈妈每天适量补充。

食物来源

瘦肉、动物内脏、蛋、鱼、紫菜、乳品、南瓜等。

维生素 B_{12} 的主要来源是肉和肉制品，尤其是牛肉和动物内脏，如牛肝、牛肾、猪心。酱豆腐、海产品、鱼类中含量也较高。

功效

维生素 B_{12} 对血细胞的生成及中枢神经系统的完整起很大的作用；能够维护神经系统的健康，消除疲劳、气馁、恐惧等不良情绪；对口腔炎等疾患有防治作用；能促进红细胞形成及再生，预防贫血；增进食欲，促进儿童成长；代谢脂肪酸，帮助身体吸收利用脂肪、碳水化合物、蛋白质；消除烦躁不安的情绪，集中注意力；增强平衡感及记忆力。

缺乏的影响

维生素 B_{12} 的缺乏会导致肝功能和消化功能出现障碍，并会产生疲劳、精神抑郁、抵抗力降低、记忆力衰退等症状，发生贫血、造血障碍、皮炎和皮肤粗糙等，还会引发食欲不振、恶心、体重减轻等症状，严重影响胎宝宝的成长。

😊 搭配方案

维生素 B_{12} 与维生素 C、维生素 D、维生素 E、维生素 B_6、维生素 A、钙等配合服用，效果较好。

人体难以直接吸收维生素 B_{12}，而和叶酸、钙质一起摄取可使维生素 B_{12} 产生最佳效果，有利于人体机能的增强。

温馨提示 TIPS

缺乏维生素 B_{12} 的患者不应摄入维生素 C。

另外，氨基水杨酸类、氨基糖苷类抗生素、抗惊厥药，如苯妥英纳、苯巴比妥、秋水仙碱或扑米酮等，会减少维生素 B_{12} 的吸收。

9. 维生素 C

维生素 C，又称抗坏血酸，是水溶性维生素，具有保护细胞、抗氧化、抗癌的功效，并对坏血病有防治作用。维生素 C 是细胞之间的黏结物，是人体代谢中具有多种功能的必要物质，并参与许多生化反应，能够促进机体蛋白质的合成，特别是结缔组织中胶原蛋白和其他黏合物质的合成。维生素 C 可以从膳食中获得，它普遍存在于蔬菜水果中，但很容易流失。对于那些吸烟、酗酒或长期处在污染环境中的人，更需要补充维生素 C。妊娠过程中母体血液中的维生素 C 含量会逐渐下降，分娩时仅为妊娠早期的一半，严重缺乏维生素 C 的准妈妈容易患病。

😊 建议日摄取量

一般情况下，成人每日应摄取 60 毫克。妊娠期和哺乳期的女性需要得更多，应在 70—95 毫克。但要注意，维生素 C 过多摄入可能会出现副作用或引起结石。另外，在服用洋参后 3 小时内禁服维生素 C 制剂或食用含维生素 C 丰富的食物。

😊 补充周期

维生素 C 在人体内仅停留 4 小时，所以每天至少补充两次。

😊 食物来源

青椒、绿叶蔬菜、辣椒、番茄、土豆、菜花、苹果、杏、桃等。

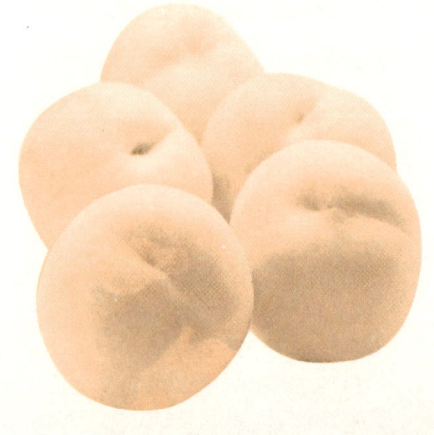

正常情况下，很容易得到维生素C，因为维生素C广泛存在于水果和蔬菜中，如柠檬、橘子、枣、柚子、西红柿，各种绿色蔬菜中含量也都很丰富。目前市售的各种添加维生素C的饮料，也能供给一定量的维生素C。

功效

维生素C是成骨细胞、成纤维细胞及成牙质细胞生长的必需元素，可促进胶原组织形成，维持牙齿、骨骼的发育；能帮助铁的输送，可加强消化道中铁的吸收并抑制铜的吸收；维生素C还可以修补伤口、激活白细胞，提高身体细胞活力，增强其吞噬细菌的能力，使人体抗病能力增强；预防细菌的感染和过滤性病毒，并可以增强免疫系统功能；降低血液中的胆固醇，减少静脉血栓的发生概率；可治疗普通的感冒。

缺乏的影响

维生素C长期缺乏可导致齿龈发肿、腐烂、流血，毛囊角化、肿胀，牙齿松动，骨骼脆弱及坏死，坏血病等病症。

搭配方案

可与维生素E、维生素A、维生素B_6、β-胡萝卜素、钙等同时摄取。

维生素C在摄取过程中利用率很低，因为它易溶于水，遇热、氧、碱均不稳定，因此很容易在烹饪过程中流失。所以准妈妈在保证每日摄取充足维生素C的前提下，还要注意在烹煮食物过程中减少维生素C的流失。建议在烹饪过程中，尽量缩短洗煮时间，避免大火煎炒。

10. 维生素D

维生素D被称做阳光维生素，是脂溶性维生素，普通人通过阳光照射皮肤产生的维生素D便可满足人体需求。维生素D、磷、钙是人体骨骼及牙齿发育的必需元素，三者共同服用，可预防骨质疏松和佝偻病的发生。

虽然维生素D可由日光照射人体皮肤而自行合成，但由于准妈妈晒太阳的机会少，而且胎宝宝也需要维生素D，因此准妈妈要增加每日维生素D的摄取量。

建议日摄取量

普通成年人每天须摄取5—10微克。妊娠期和哺乳期女性要比普通人增加一倍。

补充周期

建议缺乏维生素D的准妈妈根据具体情况适量补充。

食物来源

鱼肝油、肝、乳品(脱脂奶除外)、鱼、蛋等。

维生素D可通过晒太阳和食用富含维生素D的食物等途径来补充。美国国家卫生研究院膳食补充剂办公室认为,每周晒太阳两次(不涂防晒霜),每次10—15分钟即可满足人体对维生素D的需求。但是年龄和肤色会影响晒太阳补充维生素D的效果,皮肤中黑色素较多的人和50岁以上的人都难以以此种方式摄取足量维生素D。

功效

维生素D可以帮助人体吸收钙和磷,从而促使骨骼及牙齿的强化;维生素D有调节发育的作用,保证婴幼儿正常成长;同时维生素D可以防治佝偻病并促进维生素A的吸收,从而预防更年期骨质疏松、钙质流失等。

缺乏的影响

缺乏维生素D时,准妈妈有可能出现骨质软化。一旦出现骨质软化,骨盆和下肢是最先发病的部位,先是髋关节疼痛,以后会蔓延到脊柱、胸骨及其他部位,严重时会发生脊柱畸形,甚至还会出现骨盆畸形,影响准妈妈的自然分娩。准妈妈缺乏维生素D会导致胎宝宝骨骼软化,影响牙齿萌出,甚至会导致先天性佝偻病。

搭配方案

维生素D与磷、钙搭配,可保证牙齿及骨骼的发育,防治骨质疏松和佝偻病。人体可自行合成维生素D,但需要紫外线的帮助。

温馨提示 TIPS

维生素D可预防骨质软化。

维生素D的吸收会受到季节、地理位置等因素的限制。在多雾、多雨的南方地区可以通过口服维生素D来解决其缺乏的问题。但长时间、大剂量地服用维生素D会中毒,其症状有食欲下降、呕吐、恶心、腹泻、腹痛等。因此,对维生素D含量丰富的食物要适量食用。

11. 维生素E

维生素E被誉为血管清道夫,是脂溶性维生素。维生素E可有效预防心血管疾病,并且因其具有很强的抗氧化作用,所以有延缓老化、常葆青春之功效。

维生素E具有保胎的功效,因此,怀孕早期的准妈妈可适当服用一些。

建议日摄取量

成人每天可摄取10—12毫克,

第一章 孕前营养课

准妈妈和哺乳妈妈在此基础上可适当增加5—10毫克，更年期女性每日应摄取20毫克。

补充周期

维生素E缺乏的准妈妈建议每日补充1—2次。

食物来源

植物油、大豆、干果、麦芽、绿叶蔬菜、柑橘、未精制的谷类、鳗鱼、蛋、乌贼等。

植物油,如葵花油、麦胚油、玉米油和花生油中维生素E含量极其丰富,豆类、蔬菜和谷类中含量也很丰富,因此,大多数人不会缺乏维生素E。

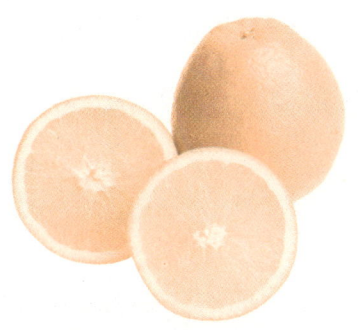

功效

维生素E是维持女性生育功能及人体心肌、外周血管系统、平滑肌正常结构所必不可少的元素;维生素E具有保护细胞膜、防止不饱和脂肪酸氧化的功效,阻止维生素A、脂肪化合物、维生素C、硒、两种硫氨基酸的氧化作用,使脂褐质难以蓄积;维生素E能促进胎宝宝良好发育,预防流产、早产,并可有效增强生殖功能;维生素E有防止脑细胞活性衰退的功效,保持脑的活力,还可促进血液循环,缓解疲劳;具有防止多种急性肝损伤的作用,延缓慢性肝纤维化;降低缺血性心脏病的患病概率;维生素E还能够防止妊娠纹的产生,因此,可在孕前及产褥期服用。

缺乏的影响

长期缺乏维生素E会导致上皮变性,从而影响女性正常的生育功能。孕期的准妈妈如果缺乏维生素E会导致胎宝宝智力障碍、脑功能障碍。

搭配方案

维生素E与维生素C、硒等搭配服用,可以防止准妈妈流产。

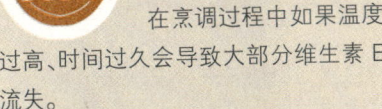

在烹调过程中如果温度过高、时间过久会导致大部分维生素E流失。

维生素E不可与无机铁（硫酸亚铁)同时服用,否则会遭到破坏。假如须补充维生素E和无机铁,二者前后的服用时间至少间隔八小时。不宜与矿物油、硫糖铝等合用。

胃酶蛋白盐、葡萄糖酸亚铁、丁烯二酸盐、柠檬酸盐等有机铁不会影响维生素E的吸收。

12. 维生素K

人体对维生素K的需求量较少，但是新生儿却极易缺乏。维生素K对促进骨骼生长、血液流通及正常凝固有着重要的作用。维生素K在烹调过程中不易受损，是较易从食物中获取的营养素。

建议日摄取量

建议成人每日补充65—80毫克。

补充周期

维生素K缺乏的准妈妈建议每天适量摄取。

食物来源

酸奶酪、海藻类、深绿蔬菜、鱼肝油、植物油等。

治疗维生素K缺乏症，最方便有效的方法就是多吃深色绿叶蔬菜。准妈妈在产前的一个月，更要多食用维生素K含量丰富的食物，必要时可口服维生素K制剂来补充。

功效

维生素K有保持血液凝固性的功效，因而可以减少出血；降低新生儿出血性疾病的发病率；预防痔疮及内出血；治疗月经量过多；能加快血液的凝固速度，是形成凝血酶原不可缺少的物质。

缺乏的影响

维生素K的缺乏可导致准妈妈流产，还会导致胎宝宝智力发育迟缓和先天性失明，甚至死胎。维生素K缺乏会使准妈妈体内凝血酶原减少，从而导致出血。若准妈妈在妊娠期间使用过抗凝剂、镇静剂、异烟肼、利福平等，或有酗酒习惯，都会影响母体血液中维生素K的含量。母体血液中维生素K的含量偏低直接影响新生儿体内的含量，而且新生儿难以自行合成维生素K，从而导致血液中凝血酶原含量的急剧减少。新生儿缺乏维生素K会引起消化道出血、颅内出血等现象，并会出现小儿慢性肠炎、新生儿黑粪症等。

搭配方案

与B族维生素、维生素C、维生素D、钙搭配服用，可以促进血液循环。

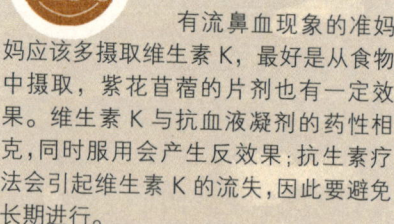

TIPS 温馨提示

有流鼻血现象的准妈妈应该多摄取维生素K，最好是从食物中摄取，紫花苜蓿的片剂也有一定效果。维生素K与抗血液凝剂的药性相克，同时服用会产生反效果；抗生素疗法会引起维生素K的流失，因此要避免长期进行。

要慎重服用合成维生素K，最好不要超过500微克。

放射线、X射线、阿司匹林、冷冻食品、矿物质油、大气污染都不利于维生素K的吸收。

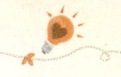

13. 钙

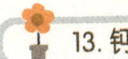

人体中含有丰富的钙元素，它是人体骨骼以及牙齿的重要组成元素，是保证母体的新陈代谢以及胎宝宝骨骼、牙齿形成与发育的重要元素。血液、组织液等其他组织中的钙含量占人体钙量的1%，它保证了骨骼的正常代谢，维持着生命的体征。血液每天会为骨组织输送一部分新鲜钙元素，并分解衰老的钙，被分解的钙一部分被重新利用，另一部分则被排出体外。即使母体缺钙时，胎宝宝仍需要从母体吸收一定量的钙元素，所以，准妈妈在妊娠过程中须补充适量的钙。

建议日摄取量

怀孕前和孕早期建议每天补充钙元素800毫克，到了怀孕中期，建议每天补充1 000毫克钙元素，孕晚期应每天补充1 500毫克。最简单、便捷的方法是每天饮用200—300毫升牛奶或其他奶制品，膳食不足的准妈妈可补充适量钙制剂。

补充周期

建议准妈妈每天适量补充钙元素，可在医生的指导下进行。

食物来源

富含钙的食物包括牛奶及各类奶制品、大豆及其他豆类、花生、绿菜花、甘蓝类蔬菜、绿叶蔬菜、葵花子、核桃等。

鲜奶、酸奶及各种奶制品是补钙的最佳食品，既含有丰富的钙，又有较高的吸收率。虾米、小鱼、脆骨、虾皮、豆类及豆制品和蛋黄也是钙的良好来源。但须注意的是，一般膳食中的钙只会被吸收40%—60%，应尽量避免食用草酸含量高的食物，以免大部分的钙不被吸收而随粪便排出。

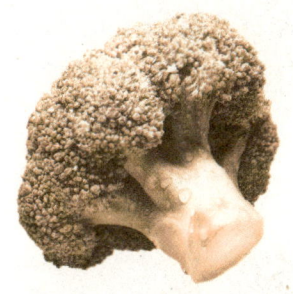

功效

吸收适量的钙可有效降低准妈妈子宫收缩压。利于大脑正常工作，也可在一定程度上抑制大脑的异常兴奋，避免脑细胞受到各种有害刺激；维护牙齿和骨骼的健康，维持心脏、肾脏功能和血管健康，维持所有细胞正常状态，对准妈妈的炎症和水肿有一定的控制作用。

缺乏的影响

如果准妈妈缺钙，会对各种刺激变得敏感，容易情绪激动、烦躁不安，对胎教不利，并且容易患骨质疏松症，进而导致软骨症，骨盆变形，不利于生产，甚至会造成难产。

如果准妈妈没有补充足量的钙元素，也会对胎宝宝产生种种不利影响，如智力发育缓慢，宝宝出生时体重过轻，颅骨因缺少钙质而钙化不好，前囟门可能长时间不能闭合，还易患先天性佝偻病。

搭配方案

搭配维生素 D、磷、乳糖、蛋白质，可以进一步促进钙的吸收；钙与维生素 D 搭配，或在酸性介质中（低 pH 值）与膳食乳糖搭配，钙的吸收效果更好，而乳糖的浓度越高，钙的吸收率越高。准妈妈可以适当地晒些太阳。膳食中蛋白质供给充足，有利于钙的吸收，特别是赖氨酸可增加钙元素的吸收。

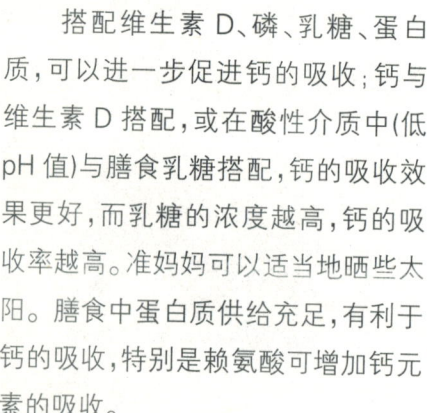

温馨提示

虽然准妈妈吸收足量的钙元素很重要，但千万不要盲目地摄入高钙食物，如大量加服钙片、维生素 D 等，这样不但不利于胎宝宝的生长，反而对其有害。专家认为，一旦准妈妈补充过量的钙，很可能导致胎宝宝出生时患上高血钙症，患儿会过早关闭囟门，出现腭骨突出变宽、主动脉窄缩、鼻梁前倾等症状，既影响宝宝的容貌，也不利于宝宝的健康发育。

14. 铁

人体内含有很少的铁，铁与血液密切相关，负责血液中氧的运输和储存。人体生成红细胞的主要材料之一就是铁。准妈妈怀孕后，体内铁的储量会降低，但在妊娠期的激素作用下对铁的吸收会有所增加，所以，要通过饮食补充体内所需的铁。从妊娠的第十六周起，身体对铁的需求量开始增加，6—9 个月时对铁的需求量最多，一旦摄入不足就可能导致胎宝宝体重过低，甚至死胎等严重后果。另外，铁缺乏也会造成新生儿贫血。而对于准妈妈来说，如果身体缺少大量的铁，会导致贫血，有可能导致准妈妈在生产时死亡。因此，为了自己和腹中的宝宝，准妈妈一定要在孕期补充适量的铁剂。

建议日摄取量

准妈妈和生产后的新妈妈建议每天摄取 18 毫克，而在怀孕早期，建议每天至少摄入 15—20 毫克铁，怀孕晚期，建议每天摄入 20—30 毫克。

补充周期

建议准妈妈每天遵医嘱适量补充。

食物来源

蔬菜：紫菜、海带、莲藕、黑木耳、绿色蔬菜（油菜、芹菜、苋菜）等。

谷类：黑芝麻、芝麻酱、糯米、大

第一章 孕前营养课

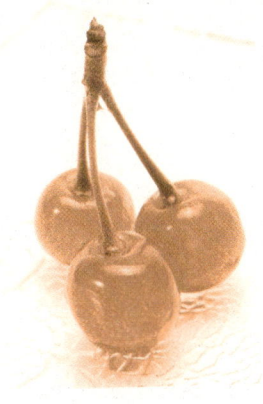

麦米、小米。

肉类：瘦肉、猪肝、猪血、鸡肝、牛肝等动物肝脏。

豆类：腐竹、黄豆、绿豆、蚕豆、赤小豆，鲜毛豆。

水果：樱桃、干杏。

蛋类：鸡蛋黄、鸭蛋黄。

功效

铁在人体内参与机体内部输送氧及组织呼吸。准妈妈自身铁的营养状况直接关系着胎宝宝，新生儿血液中的血清铁、血红蛋白及血铁蛋白水平随着准妈妈血液中的此类物质的增加而增加。新生儿的身长也同样与准妈妈的血清铁和血红蛋白含量成正比关系。

温馨提示

咖啡、茶、谷类、奶类或补充剂、黄豆、其他豆制品等食物，都会阻碍铁的吸收，因此，在食用时需要作好选择，均衡膳食。

15. 碘

人体内2/3的碘存在于甲状腺中，而甲状腺的作用非常重要，可以控制人体代谢。但甲状腺受碘的制约，如果体内碘不足，就可能引起心智反应迟钝、活力不足以及身体变胖等症状。

而准妈妈如果摄入碘不足，会导致胎宝宝缺乏甲状腺素，出生后甲状腺功能低下，这直接影响宝宝的中枢神经系统，不利于大脑的正常发育。

建议日摄取量

建议成人每天摄取量为130微克左右(体重1kg需1微克)，而准妈妈和生育后的妈妈建议日摄取量为175—200微克。

补充周期

建议缺乏碘的准妈妈每天适量补充。

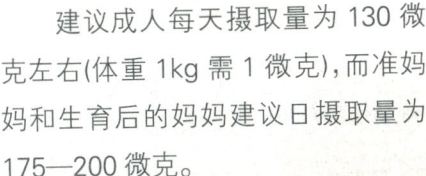

食物来源

海带和其他的海藻类、海鲜类以及洋葱，含碘丰富地区的土壤生长的蔬菜。

海藻是人类食用碘的主要来源。如果生活在缺碘的内陆地区，准妈妈很容易缺碘。经调查表明，孕期的准妈妈体内碘含量是最低的，原因在于准妈妈有较大的碘的需求量，但是为了避免孕期水肿,反而会减少对碘盐的摄取量,所以在孕晚期准妈妈最好每周进食一次海带。

功效

碘可以调节体内代谢和蛋白质、脂肪的分解与合成作用。碘是构成人体甲状腺素的重要成分,而甲状腺素能够促进人体生长发育,促进大脑皮质运动及交替神经兴奋,是维持人体正常新陈代谢的重要物质。而经由准妈妈摄入的碘,对胎宝宝生长发育有良好的促进作用。碘压制成片可治疗喉炎、急慢性咽炎、口腔炎等。

缺乏的影响

缺乏碘会减少甲状腺分泌甲状腺素,使机体能量代谢程度降低,进而导致异位性甲状腺肿大。如果孕期的准妈妈缺碘,会导致胎宝宝早产、死胎、甲状腺发育不全等严重后果。碘缺乏可导致儿童发生呆小病(克汀病),表现为发育迟缓、智力低下或痴呆、语言障碍、耳聋及运动神经障碍等,而这些障碍都是不可逆转的终身性残疾。

搭配方案

碘可与适量脂肪、β-胡萝卜素一起食用。

温馨提示

需要注意的是,一旦准妈妈摄入碘过多,会造成甲状腺肿大及分泌过量甲状腺素,导致甲状腺功能亢进,会对胎宝宝的发育产生不良影响。

使用碘盐时要注意:碘易挥发,因此不能将碘盐储存太久,盖上盖子,放在干燥阴凉处,避免受潮、受热或烘烤;购买碘盐时应尽量选择小包装,随吃随买,以免储存;碘盐不适宜用于爆锅,也不适宜长时间炖煮,因此在食物快做好时再加碘盐即可。

16. 锌

锌能保持人体各种功能的运作,并且能够保护体内的酶系统和细胞,是合成蛋白质的主要物质。

锌对生殖腺功能有着重要的影响,准妈妈如果在孕期摄取足量的锌,分娩时就会顺利得多,胎宝宝也会很健康。由于准妈妈除了自身需要锌外,还要为胎宝宝提供锌,因此对锌的需求量较大。准妈妈在生产时主要靠子宫收缩,而准妈妈体内的血锌水平直接影响着子宫肌肉细胞内ATP酶的活性。有30%的准妈妈会缺锌,因此,最好的做法是准妈妈妊娠期间,尤其是在产前,有计划地、适量地补锌,保证体内有一定量的锌贮备。这既对准妈妈分娩有利,也利于产后恢复。

建议日摄取量

就一般情况而言，建议成人每日摄取12—15微克。准妈妈和处于哺乳期的新妈妈日摄取量应再多些。但要注意的是，如果大量过度地补锌，反而会对机体的免疫功能产生抑制作用。

补充周期

建议缺乏锌的准妈妈每天适量补充。

食物来源

新鲜肉类、肝、海鲜、栗子、南瓜子、蛋、乳品、芝麻、芥末等。

食补是最好的补锌方法，因此准妈妈应选择一些含锌丰富的食物，如肉类中的猪肾、猪肝、瘦肉等；海产品中的紫菜、鱼、虾皮、牡蛎、蛤蜊等；豆类食物中的绿豆、黄豆、蚕豆等；另外，花生、芝麻酱、栗子、核桃及苹果中含量也很丰富。牡蛎含锌最高，平均每100克含锌100毫克，可以称得上是锌元素宝库。动物性食物中，尤其是海产品和动物内脏中锌含量丰富，而植物性食物中的锌却因为植物中的纤维素、植物酸而不易被人体吸收。

功效

对准妈妈而言，锌可增强子宫有关酶的活性，利于子宫肌收缩和生产。锌还可参与体内核酸和蛋白质的代谢，在蛋白质、核酸的生物合成中有重要作用。碳水化合物和维生素A能维持性腺、胰腺、脑下垂体、皮肤和消化系统的正常功能，并可合成胰岛素。

缺乏的影响

准妈妈体内缺锌时，子宫肌收缩力会很弱，可能造成无法自行生出宝宝，因此可能需要借助其他手段帮助生产，缺锌严重则需要进行剖宫产手术。所以，准妈妈一旦缺锌，会使生产痛苦增加，也会增加因生产而出现产科疾病并发症的概率。不仅如此，如果准妈妈缺锌，会影响胎宝宝大脑的发育，会让孩子体重减轻，甚至导致先天畸形。

搭配方案

搭配维生素C、维生素A、蛋白质一起服用，可有效提高免疫力。

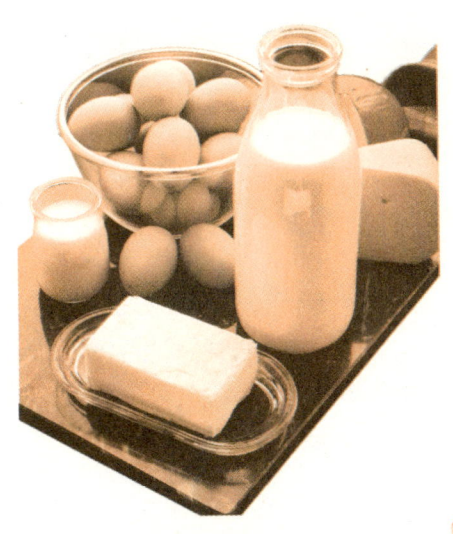

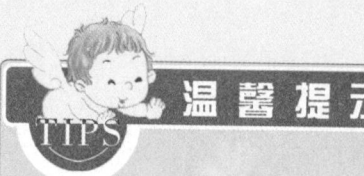

准妈妈需要注意的是，要多食用动物性食物中的锌。因为，植物性食物中的植酸和食物纤维会抑制锌的吸收。此外，钙还会抑制镁的吸收。

17. 纤维素

碳水化合物、蛋白质、脂肪、矿物质、维生素和水是人类赖以生存的六大营养要素。如今，纤维素被称为"第七营养素"。纤维素属于多糖化合物，食物纤维素包括木质素、粗纤维和半粗纤维。纤维素可保持人体正常的消化功能，是人体必不可少的营养素。纤维素一般体积大，食用后会对肠道有刺激作用，能增多消化液分泌和增强胃肠道蠕动；另一方面，纤维素在胃肠内占据较大的空间，因此会使人产生饱食感，对减肥有利。虽然纤维素不能被人体吸收，但可以很好地清理肠道。

建议日摄取量

就一般情况而言，纤维素每日摄取量不应少于20克。

补充周期

如果准妈妈缺乏纤维素，建议每天都适量补充。

食物来源

燕麦粥、黑面包、新鲜水果、糙米、蔬菜、麦麸、坚果、草莓等。

在麦皮、粗粮、蔬菜纤维、豆类中都有着丰富的纤维素。所以，准妈妈可多食用新鲜蔬菜和豆类食物。用麦皮、米糠、麦糟、甜菜屑、玉米皮、南瓜及海藻类含有丰富纤维素的植物等制成的食品，有降低血糖、血脂的作用。

功效

纤维素可以刺激肠道蠕动，可使粪便变软，对预防大便干燥、改善妊娠期常见的便秘、痔疮等疾病有较好的效果。纤维素会在肠道内细菌的作用下逐渐被分解，并吸收利用，有助于肠内大肠杆菌合成多种维生素。纤维素在肠道中与胆固醇的代谢产物胆酸结合，从而减少人体对胆酸的吸收，对冠心病、动脉硬化等心血管疾病有良好的预防作用。含丰富纤维素

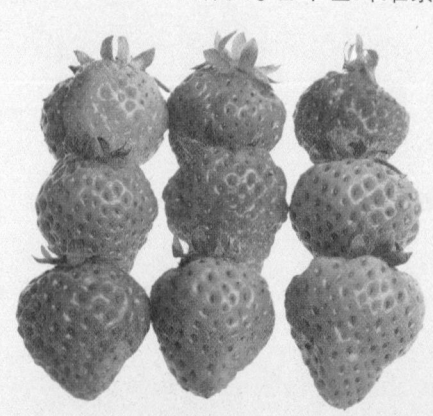

的食物会加快肠管的蠕动,因此肠道中可能致癌的物质的停留时间会随之减少,从而降低了产生肠癌的可能性。糖尿病准妈妈多食用高纤维素食物,既可以改善高血糖,还可防治便秘,排出体内垃圾。

缺乏的影响

如果准妈妈缺乏纤维素,很容易出现便秘的情况,且容易造成体内油脂过量,不易排出,会导致准妈妈体重过重,从而引发一系列妊娠合并综合征。

搭配方案

搭配维生素E、维生素C一起服用,有一定的安胎作用。

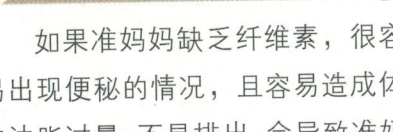

温馨提示

准妈妈需要注意的是,不要过量摄取纤维素,否则会引起腹胀、腹痛。水果和蔬菜中含有丰富的纤维素,适合准妈妈每天适当搭配食用,同时也需注意,补充纤维素会影响母体对其他营养元素的吸收。经常食用的食物如豆类、谷类、薯类等,应减少特殊加工的过程,其加工得越精细,食物中的纤维素含量就越低。各种蛋类、肉类、奶制品、海鲜、油、酒精饮料、软饮料等均不含纤维素。

18. 叶酸

叶酸属于一种复合维生素,是组成红血球的重要成分之一。妊娠第四周末,胎宝宝眼睛内的晶状体开始形成,至妊娠第八周末胎宝宝的身长为23—28毫米,体重增加2克左右,该阶段胎宝宝正处于脑细胞增殖的快速时期,若营养提供不足,或受到外部的不良刺激等影响,均会导致胎宝宝发育出现畸形。

建议日摄取量

从准备怀孕的前三个月开始,可以通过口服叶酸制剂的方法来保障体内血液中的含量,每天400微克,一直服用到孕后三个月。准妈妈每天的叶酸摄取量与蛋白质的摄取量是一致的,须保持在600—800微克才可以满足胎宝宝和自身的生理所需。哺乳期的准妈妈在进入哺乳期前应提前6个月将每天的叶酸摄取量调整为280微克,当正式进入哺乳期后的6个月中,每天叶酸的摄取量则须调整为250微克。

补充周期

建议准妈妈每天适量补充叶酸,可以通过食用富含叶酸的食物及补充剂来补充。

食物来源

肉类、鱿鱼、鲑鱼、蛋黄、动物内

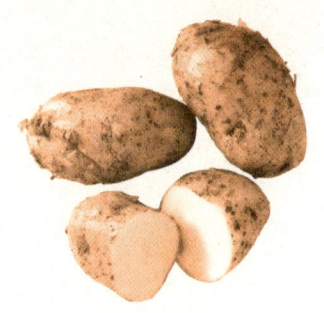

脏、淡红色小虾、小鱼干。

啤酒、豆类、菠菜、花生、西兰花、胡萝卜、红薯、土豆、菜花、糙米、全麦食品、小麦胚芽、燕麦片、牛奶、奶酪、甘蓝、红辣椒。

草莓、橘子、樱桃、柠檬、香蕉、李子、桃、杨梅、杏、海棠、酸枣、山楂、葡萄、石榴、猕猴桃、梨。

由于叶酸具有遇光、遇热容易失去活性的特性,许多食物在经过加热处理后,其食材中原有的叶酸含量会大量流失,若要通过食补的方法来补充叶酸的准妈妈,则需注意烹调方法的选择,避免叶酸的过度流失。

功效

叶酸能够为胎宝宝提供细胞发育分裂过程中所必需的营养物质,而且能够为胎宝宝神经系统的健康发育提供保障。此外,叶酸还有预防新生儿贫血的作用,并能降低产出畸形儿和新生儿患先天性白血病的概率。叶酸的好处很多,还能增强胎宝宝的脑部发育,提高宝宝的智力,以及起到预防胎宝宝出现诸如红血球、白血球细胞发育缺陷等问题的作用。叶酸还能提高准妈妈的生理机能,提高抵抗力,预防妊娠高血压等。

缺乏的影响

母体缺乏叶酸会导致人体细胞分裂的中断。若孕期前后母体缺乏叶酸,将会影响新生儿的正常发育,严重者可导致新生儿出现神经管畸形(脊柱裂、无脑畸形等一系列疾病的统称)或早产。叶酸可以促进血红蛋白的合成,当母体出现叶酸缺乏时会导致母体出现贫血等不良症状。医学专家指出,新生儿患先天性心脏病及唇腭裂与缺乏叶酸有关。

搭配方案

准妈妈在摄取叶酸的同时,适

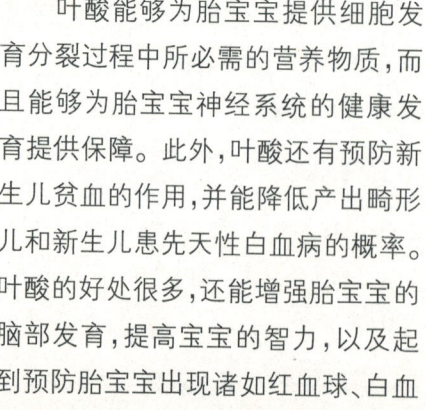

温馨提示

叶酸摄取过量会造成母体缺乏维生素 B_{12},严重者会导致永久性的神经系统损伤。若准妈妈长期过量地食用叶酸会影响到自身正常的锌代谢,一旦锌摄入量不足,便会影响到胎宝宝的健康发育。生产过神经管缺陷婴儿的女性再次怀孕时,必须到医院进行相关检查,同时还需遵医嘱增加每天的叶酸摄取量,并要持续到孕后第十二周。怀孕前长期服用抗惊厥药、避孕药等,有可能干扰叶酸等维生素的代谢,准备怀孕的女性必须在孕前6个月停止使用上述药物,在准备怀孕前3个月即开始补充叶酸等营养物质,直至怀孕后的前3个月始终需要服用叶酸。

第一章 孕前营养课

宜搭配蛋白质、钙、维生素C及维生素B_6等营养物质,可以加强母体的身体免疫能力。

19. β-胡萝卜素

β-胡萝卜素,是一种天然化学物质营养元素,即维生素A原。它普遍存在于植物之中,通常富含β-胡萝卜素的水果和蔬菜其颜色呈黄色或橘色。现今,一些常用的食物染色剂中也含有一定的β-胡萝卜素。β-胡萝卜素在人体内能够转化生成维生素A。维生素A具有维护上皮细胞的完整性、维护眼睛的夜视功能、预防多种上皮肿瘤及促进人体生长发育等功效。此外,β-胡萝卜素还属于一种抗氧化维生素,对心脏病、肿瘤、免疫失调、脑中风及白内障等症均具有一定预防作用。β-胡萝卜素适宜长期补充,不含有潜在毒性,在人体的代谢过程中发挥着积极有益的作用,因此对胎宝宝和准妈妈而言是一种安全的营养物质。

建议日摄取量

成人每天适宜摄取β-胡萝卜素6毫克左右。

补充周期

准妈妈适宜每天补充适量β-胡萝卜素。

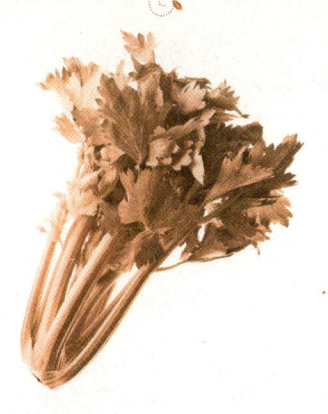

食物来源

红色、橙色、黄色的蔬菜和水果。

绿色蔬菜:菠菜、西兰花、生菜、水芹、甘蓝等。

食物中β-胡萝卜素的含量会根据成熟程度的不同和季节的不同而略有差异。通常食物的颜色越深,其含有的β-胡萝卜素也就越多。

功效

β-胡萝卜素可以在体内生成维生素A,能够促进骨骼发育,有助于细胞、黏膜组织、皮肤的正常生长。还能保障胎宝宝和准妈妈的细胞与组织,维持细胞正常功能,促进上皮组织的生长,增强人体的免疫力,对母体的乳汁分泌及视力均有益。

缺乏的影响

母体缺乏β-胡萝卜素会直接影响胎宝宝的心智发展。此外,还会提高胎宝宝的患病率及死亡率,易使新生儿出现反复性的气管、支气管等呼吸道炎症和肺部炎症。

搭配方案

β-胡萝卜素具有一定的抗癌作用,但必须搭配维生素C和维生素E及其他抗氧化剂使用才有效。在补充β-胡萝卜素的同时,适宜配合摄入一些富含脂肪的食物,有助于人体对β-胡萝卜素的吸收。

TIPS 温馨提示

若人体摄取的β-胡萝卜素过量,会使人体的皮肤出现橙黄色的症状,但对健康并无害。β-胡萝卜素在加热后更易被人体吸收。β-胡萝卜素搭配矿物油服用会导致血液浓缩度降低。养成良好的饮食及生活习惯,有助于人体对β-胡萝卜素的利用。

20. DHA

DHA是一种人体内重要的脂肪酸,具有优化胎宝宝大脑锥体细胞膜磷脂的构成的作用。DHA、EPA、卵磷脂、脑磷脂等物质组合在一起,被统称为"脑黄金",是人体大脑发育不可或缺的重要营养物质。同时,DHA也是细胞脂质结构中的主要组织成分之一,DHA存在于器官中,尤其在视网膜、神经组织器官中的含量极为丰富。从胎宝宝第十周起直到六岁,是视网膜及人体大脑发育的黄金阶段,在这一时期人体需要大量的DHA来满足人体发育的需求。

建议日摄取量

成人每天适宜适量摄取DHA。

补充周期

缺乏DHA的准妈妈适宜每天适量补充。

食物来源

鸡、鸭,以及鲤鱼、鳝鱼、沙丁鱼、秋刀鱼、竹节虾等水产品。

准妈妈补充"脑黄金"适宜通过食用富含不饱和脂肪酸类的食物及DHA补充剂的方法来实现。适宜食用一些富含亚麻酸、天然亚油酸的核桃仁等坚果类食品,摄入人体后经肝脏处理便能够生成DHA。此外,也可以多食用一些海鱼、甲鱼、鱼油等,鱼肉中的DHA含量极为丰富,常食有助于胎宝宝脑细胞的生长及健康发育。

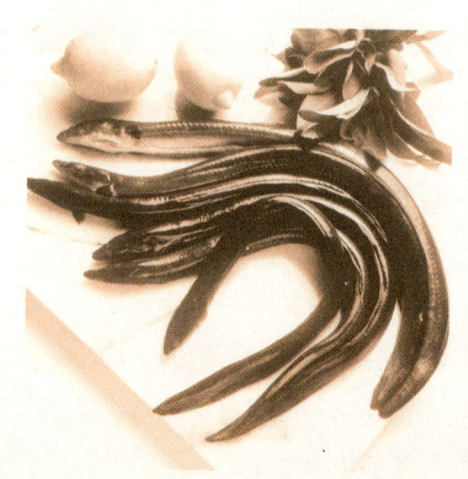

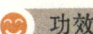 第一章 孕前营养课

功效

DHA 具有提高新生儿智力及预防早产等功效。经常服用 DHA 的准妈妈比一般产妇的早产率要低 1%，产期推迟 12 天左右，出生后的新生儿体重也比一般新生儿多 100 克左右。DHA 对大脑细胞，尤其是对神经传导系统的发育起着重要的作用，可以保障视网膜及大脑的正常发育。孕晚期是胎宝宝大脑细胞增殖的高峰时期，此阶段是胎宝宝神经髓鞘化最为迅速的一段时期，此时需要充足的 DHA 来满足胎宝宝大脑的发育。

缺乏的影响

若母体中缺少 DHA，为胎宝宝的视网膜和脑细胞膜发育提供营养的磷脂质就会出现不足的情况，这对胎宝宝大脑及视网膜的发育十分不利，甚至会导致流产、早产、死产以及胎宝宝发育迟缓等情况。

搭配方案

在补充 DHA 的同时，搭配 B 族维生素、锌、钙，十分有利于胎宝宝大脑的发育。

温馨提示

DHA 通常是以脂肪的形式存在于"脑黄金"食物中的，摄入体内后须要通过胆汁的作用和水结合，乳化成乳液后才能被人体吸收。所以，母体在摄取 DHA 的同时，还宜搭配豆浆、牛奶、鱼、鸡蛋、豆腐等食物一同食用，如此可以最大限度地使人体吸收 DHA，不仅能够补养气血，同时也可以为人体提供充足的热量及多种营养物质，是准妈妈的营养佳品。

二、孕期营养食物

YUNCHANQI YINGYANG JIANKANG ZHIDAO

1. 小米

产褥期女性常用小米粥拌红糖的方法来调养及恢复身体，此品不仅能够补养气血，同时也可以为人体提供充足的热量及多种营养物质。小米营养价值极高，其富含维生素 B_1 和无机盐，维生素 B_1 的含量是大米的数倍，无机盐含量也高于大米，是准妈妈的滋补佳品。

食用方法

小米多作为主食，经磨制成粉后可制作各类饼、糕等。

功效

❶ 小米中富含碳水化合物等营养物质，妊娠中的女性，身体内部能量消耗极大，如蛋白质每天的消耗量

约为体内能量的 80%，热量约为 10%，所以准妈妈每天必须吸收大量的碳水化合物和动植物脂肪，以补充体内能量消耗所需。

❷ 小米中富含的粗脂肪能够补充准妈妈日常所需的热量。妊娠期间，母体对热量的需求增加，小米中的粗脂肪能够补充准妈妈所需的热量。

❸ 小米中富含的 B 族维生素，对健康大有裨益。B 族维生素具有促进乳汁分泌，促进胎宝宝发育及预防神经炎的功效，因此准妈妈适宜经常食用小米，同时小米还是一种下乳的好食材。

❹ 小米具有除胃热、养肾气、消肿、利小便等功效，此外还具有易于消化和吸收的特点，对于准妈妈贫血的症状也有较好的缓解效果，尤为适宜生产后的妈妈食用。

❺ 小米具有消烦清热、健胃益脾的功效，适宜妊娠期出现孕吐、脾胃失调、厌食、烦躁等症状的准妈妈经常食用，能够较好地缓解其病况。

❻ 小米具有安胎、养血、固肾的功效。准妈妈经常食用小米能够延长细胞寿命，是一种能够有效治疗习惯性流产的优质食材。

营养成分（每 100 克含量）

蛋白质	9.2 克
脂肪	3.2 克
碳水化合物	73.3 克
膳食纤维	1.6 克
矿物质	
钙	9 毫克
铁	5.6 毫克
磷	240 毫克
钾	239 毫克
钠	9 毫克
铜	0.54 毫克
镁	107 毫克
锌	2.08 毫克
硒	4.74 毫克
维生素	
A	17 微克
B_1	0.67 毫克
B_2	0.12 毫克
B_6	0.18 毫克
B_{12}	73 微克
E	3.63 毫克
生物素	143 微克
胡萝卜素	0.19 毫克
叶酸	29 微克
泛酸	1.7 毫克
烟酸	1.6 毫克

2. 玉米

玉米是粗粮中常见的保健佳品，经常食用玉米对人体健康极为有益，目前，我国仍然有许多地区将玉米作为日常生活中的主食。

食用方法

玉米的食用方法多样，作为主食

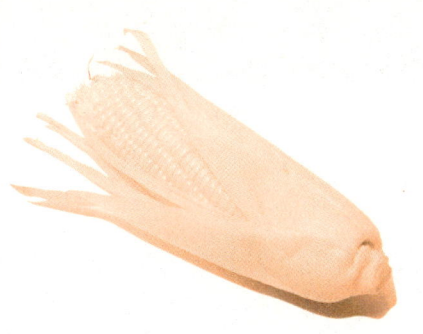

可以煮、蒸、烤、烧等，作为菜品可做汤、凉拌等，将玉米磨成面还可做出多种面食。凭借着口感好、味道佳、易于制作的特点而受到广大人民的喜爱。

功效

❶ 玉米中含有丰富的维生素C，具有延缓衰老、美容养颜的功效，经常食用可增强准妈妈的免疫力，使胎宝宝的身体发育更健康。玉米胚芽中所含有的营养物质还具有调节神经系统、加强人体新陈代谢的功效。

❷ 玉米有降低血压、降低血清胆固醇、调中开胃的功效。

❸ 玉米中含有的烟酸、维生素B_6等营养成分，具有加速粪便排泄、刺激胃肠蠕动的功效，能够有效地防治肠炎、肠癌、便秘等症。

营养成分（每100克含量）

蛋白质	4 毫克
脂肪	2.3 克
碳水化合物	40.2 克
膳食纤维	10.5 克
矿物质	
钙	1 毫克
铁	1.5 毫克
磷	187 毫克
钾	238 毫克
钠	1.1 毫克
铜	0.25 毫克
镁	96 毫克
锌	0.9 微克
硒	1.63 毫克
维生素	
A	63 微克
B_1	0.21 毫克
B_2	0.06 毫克
B_6	0.11 毫克
B_{12}	15 微克
C	10 毫克
E	1.7 毫克
生物素	216 微克
K	1 微克

温馨提示

a. 食用玉米时，最好连玉米的胚芽一起吃掉，因为玉米的大部分营养均集中在玉米的胚芽中。

b. 玉米适宜烹熟后食用，因为玉米加热后可以产生一种抗氧化剂活性物质，对于延缓衰老十分有益。

c. 须注意的是，一旦玉米出现了霉变，不可以再食用，因为霉变后的玉米会产生致癌物，若食用，易出现中毒等不良反应。

胡萝卜素	0.34 毫克
叶酸	12 微克
泛酸	1.9 毫克
烟酸	1.6 毫克

3. 茼蒿

茼蒿富含钠、钾、钙、叶酸及多种维生素，是一种口感好且营养丰富的绿色蔬菜。

食用方法

茼蒿可凉拌，若要炒熟后食用须急火快炒。

功效

❶ 茼蒿中的叶酸含量极高，经常食用有助于母子的健康。

❷ 准妈妈多食茼蒿，可以有效降低出现先天性缺陷及畸形儿出生的概率。

❸ 茼蒿中的维生素K含量较为丰富，能够有效地治疗产后出血症。在妊娠后期，准妈妈需要特别注意补充一些富含维生素K的食物，可以有效防治新生儿因维生素K缺乏而引起的颅内及消化道出血。

❹ 茼蒿富含胡萝卜素、维生素A，有助于胎宝宝的生长发育。进入妊娠期的女性食用茼蒿，能够增强人体的免疫力，提高身体的抵抗力，促进胎宝宝骨骼的生长发育。

❺ 茼蒿具有清心的功效。茼蒿富含多种维生素及氨基酸，具有一定的镇静作用，准妈妈常食能够清神、清烦，特别适宜患妊娠烦躁症的准妈妈食用。

❻ 茼蒿中含有一种有特殊香味的挥发油成分，其具有消食开胃、宽中理气、促进食欲的功效，适宜孕中期妊娠反应剧烈、食欲不振、孕吐者多食用。

❼ 茼蒿富含多种脂肪、氨基酸、蛋白质及钠、钾等矿物质营养元素和粗纤维，具有利便功效，腿、脚部水肿及便秘者可多食用。

营养成分（每100克含量）

蛋白质	1.9 克
脂肪	300 毫克
碳水化合物	2.7 克
膳食纤维	1.2 克
矿物质	
钙	73 毫克
铁	2.5 毫克
磷	36 毫克
钾	220 毫克
钠	161.3 毫克
铜	0.05 毫克
镁	20 毫克
锌	0.35 微克
硒	0.6 毫克
维生素	
A	252 微克
B_1	0.04 毫克
B_2	0.09 毫克

B₆	0.13 毫克
C	18 毫克
E	0.92 毫克
K	250 微克
胡萝卜素	1.51 毫克
叶酸	190 微克
泛酸	0.23 毫克
烟酸	0.6 毫克

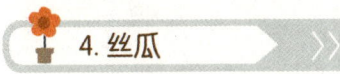

4. 丝瓜

丝瓜不仅营养丰富，而且还具有很好的药用价值，是一种难得的营养蔬菜。

食用方法

丝瓜适宜清炒或制成汤羹食用，但需要注意的是，在烹调丝瓜的过程中适宜用武火快炒的方式料理，以保存丝瓜的最佳口感及营养成分。

功效

❶ 丝瓜中的磷脂含量较高，而磷脂是构成人体细胞的重要组成成分之一，对胎宝宝细胞的正常代谢及其正常的发育过程有着积极的促进作用。

❷ 丝瓜富含的人参皂甙成分具有缓解因机体受辐射而导致的造血系统损伤，以及促进机体恢复的功效，同时还能够增加白细胞的数量。妊娠期女性经常食用丝瓜能够预防贫血。

❸ 丝瓜富含维生素 A，有利于母子的健康。

进入妊娠期的女性对于维生素 A 的需求量增加 20%—60%。孕早期女性的血液中维生素 A 的浓度下降，孕晚期反而会有所上升，临产时会再次降低，产后血液中的维生素 A 的含量又重新上升，所以适当补充维生素 A 对于准妈妈而言是必要的。

❹ 丝瓜富含大量的 B 族维生素和维生素 C，有助于胎宝宝大脑的健康发育，适宜准妈妈经常食用。维生素 C 对胎宝宝生成结缔组织、形成细胞基质以及造血系统的健全、心血管的生长发育均有着十分有益的作用。

❺ 丝瓜具有解毒、消暑的功效，此外，准妈妈常食丝瓜，还可以预防先兆性流产。

❻ 丝瓜具有通经络、祛风化痰、行血脉的功效，经常食用丝瓜还有助于产后女性下乳。

❼ 丝瓜含有木胶、黏液质等营养物质，具有凉血通便的功效，适宜便秘并伴有痔疮的准妈妈经常食用，能够很好地缓解症状。

营养成分（每 100 克含量）

蛋白质	1.0 克
脂肪	0.2 克
碳水化合物	3.6 克
膳食纤维	0.6 克
矿物质	
钙	14 毫克

铁	0.4 毫克
磷	29 毫克
钾	115 毫克
钠	2.6 毫克
铜	0.06 毫克
镁	11 毫克
锌	0.21 毫克
硒	0.86 微克
维生素 A	15 微克
B_1	0.02 毫克
B_2	0.04 毫克
B_6	0.07 毫克
C	5 毫克
E	0.22 毫克
胡萝卜素	90 毫克
叶酸	92 微克
泛酸	0.2 毫克
烟酸	0.4 毫克

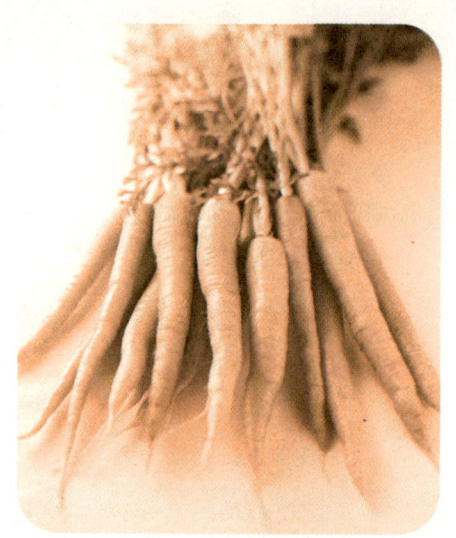

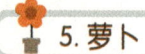

5. 萝卜

萝卜含有钾、磷、叶酸等多种营养物质,是一种既经济又营养的食物。

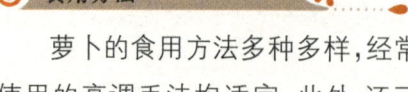

食用方法

萝卜的食用方法多种多样,经常使用的烹调手法均适宜,此外,还可以腌、渍、干、糟、冷、热制作。

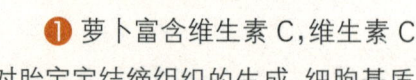

功效

❶ 萝卜富含维生素 C,维生素 C 对胎宝宝结缔组织的生成、细胞基质的形成、心血管的发育及造血系统的健全发育都有着积极的作用。此外,维生素 C 还具有增强机体免疫力,预防准妈妈感冒,促进铁质的吸收的功效。

❷ 萝卜富含的膳食纤维和芥子油成分,有助于准妈妈防治便秘、健胃消食。萝卜中的膳食纤维和芥子油能促进胃肠的蠕动,增加食欲,是准妈妈最理想的食物。

❸ 萝卜中富含的莱菔子素能够抑制多种细菌,准妈妈经常食用萝卜,能为胎宝宝的生长创造一个安全的环境。

❹ 萝卜中含有的维生素 A 原物质,即胡萝卜素,对眼睛极为有益。维生素 A 可以防治视力减退和缓解夜盲症,此外还能够促进胎宝宝生长发育,维护上皮细胞的完整性,对胎宝宝的健康发育特别重要。

营养成分(每100克含量)

蛋白质	0.5 克
脂肪	0.2 克
碳水化合物	3.1 克
膳食纤维	0.8 克
矿物质	
钙	77 毫克
铁	0.3 毫克
磷	25 毫克
钾	196 毫克
钠	91.2 毫克
铜	0.03 毫克
镁	17 毫克
锌	0.18 毫克
硒	0.61 微克
维生素	
B_1	0.02 毫克
B_2	0.04 毫克
B_6	0.07 毫克
C	12 毫克
E	0.92 毫克
K	1 微克
胡萝卜素	0.02 毫克
叶酸	53 微克
泛酸	0.18 毫克
烟酸	0.5 毫克

6. 香菇

香菇是一种优质的食用菌类，有着"蘑菇皇后"的美称，气味香鲜，营养丰富。

食用方法

每次食用两朵大小适中的香菇即可。须要注意的是，大的香菇大多是使用激素催成的，因此建议不要购买。

功效

❶ 常食用香菇，可使准妈妈的抗病能力得以增强，胎宝宝的发育得以促进。

❷ 香菇自身含有一种一般蔬菜所不具备的物质，这种物质经过紫外线照射会转化为维生素 D，被人体利用后，可以增强人体抵抗疾病的能力。

❸ 香菇不但含有抗病毒活性的双链核糖核酸类，还含有一种多糖类，能使机体对病毒的抵抗力得以提高，具有明显的调节机体免疫力和抗肿瘤活性等功能。

❹ 香菇还是一种优质的健康食物，具有健脾胃、补肝肾、美容养颜、益智安神的功效，准妈妈可以经常食用。

营养成分(每100克含量)

蛋白质	20 克
脂肪	1.2 克
碳水化合物	30.1 克
膳食纤维	31.6 克
矿物质	
钙	83 毫克
铁	10.5 毫克
磷	258 毫克
钾	1960 毫克
钠	11.2 毫克
铜	0.45 毫克
镁	104 毫克
锌	8.57 毫克
硒	6.42 微克
维生素	
A	3 微克
B_1	0.19 毫克
B_2	1.26 毫克
B_6	0.45 毫克
B_{12}	1.7 毫克
C	5 毫克
D	17 毫克
E	0.66 毫克
胡萝卜素	20 毫克
叶酸	240 微克
泛酸	16.8 毫克
烟酸	7.93 毫克

温馨提示

香菇适宜头晕气虚、自身抵抗力下降、年老体弱的人食用,小儿麻疹透发不快及小儿佝偻病者也可以食用,但有顽固性皮肤瘙痒症的患者忌食。

7. 橙子

橙子含有丰富的维生素,性味寒凉,可以健脾温胃、行气化痰、增食欲、助消化。

食用方法

可每天食用 1—3 个饱满、有弹性、散发出香气的橙子。

功效

❶ 橙子含有丰富的维生素 C、胡萝卜素,具有软化和保护血管的功效。

橙子中维生素 C、胡萝卜素的含量是一般水果的 10 倍,不但能降低胆固醇和血脂,软化和保护血管,还可以改善皮肤干燥及肌肤缺水的状况,特别适合在气候干燥的秋冬季食用。

❷ 橙子含有丰富的抗氧化物质,能够提高机体免疫力。

橙子中含有的大量抗氧化物质

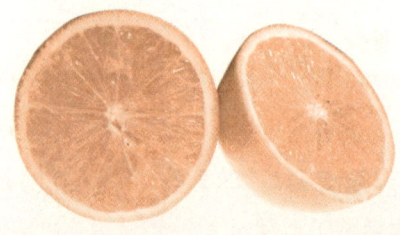

能够抗氧化、抑制肿瘤细胞生长、强化免疫系统,并可将肿瘤细胞转变成正常细胞。

❸ 橙子皮所含的橙皮素具有健胃、镇咳、祛痰、降逆止呕和止胃痛等功效,尤其适合处于孕早期的准妈妈食用。

营养成分(每100克含量)

蛋白质	0.8 克
脂肪	0.2 克
碳水化合物	10.5 克
膳食纤维	0.6 克
矿物质	
钙	20 毫克
铁	0.4 毫克
磷	22 毫克
钾	159 毫克
钠	1.2 毫克
铜	0.03 毫克
镁	14 毫克
锌	0.14 毫克
硒	0.31 微克
维生素	
A	27 微克
B_1	0.05 毫克
B_2	0.04 毫克
B_6	0.06 毫克
C	33 毫克
E	0.56 毫克
生物素	61 微克
P	500 微克
胡萝卜素	0.16 毫克

叶酸	34 微克
泛酸	0.28 毫克

8. 柠檬

柠檬具有极酸的味道,特别适合肝虚的准妈妈食用,因此被称为"益母子"或"益母果",多在长江以南的地区种植,尤以四川栽培最多。柠檬富含柠檬酸,果实肉脆汁多,有浓郁的芳香。

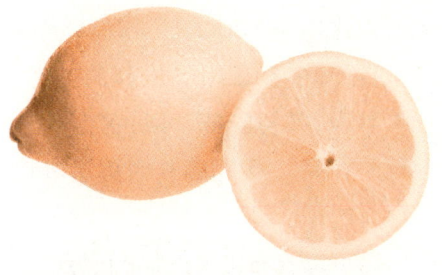

食用方法

由于柠檬太酸而不适合在其新鲜时食用,通常用来榨汁、调制饮料或当做菜肴的作料。

功效

❶ 柠檬具有健脾开胃、祛暑安胎、生津止渴的功效。

准妈妈在怀孕期间由于妊娠反应而经常出现口干舌燥、食欲不振等症状,适量饮用一些柠檬汁,能够促进胃蛋白分解酶的分泌,加快肠胃的蠕动,对准妈妈健康和胎宝宝发育都有利。

❷ 柠檬富含维生素 C,能够使准妈妈机体抗病能力得以提高。

维生素C能够参与血细胞的止血和再生过程,并且可以促进溃疡的愈合,帮助铁质吸收,可预防准妈妈感冒及胎宝宝发育不良,还能让胎宝宝的皮肤变得细腻。

❸ 柠檬含有锌、碘、铁等多种矿物质。

柠檬中含有的锌对胎宝宝的生长发育,特别是对神经系统的发育起着重要作用。柠檬中含有的柠檬酸还能使人体对钙的吸收率大大提高,对妊娠中期因缺钙引起的抽筋、骨关节痛、腰腿酸痛、浮肿等症状起到预防作用。孕期的糖尿病患者可以食用这种水果。

❹ 柠檬具有降压止血的功效。

适量食用柠檬能够对心血管疾病进行防治,如心肌梗塞和高血压病等。柠檬还具有提高凝血功能及增加血小板数量的作用。

营养成分(每100克含量)

蛋白质	1.1 克
脂肪	1.2 克
碳水化合物	4.9 克
膳食纤维	1.3 克
矿物质	
钙	101 毫克
铁	0.8 毫克
磷	22 毫克
钾	209 毫克
钠	1.1 毫克
铜	0.14 毫克
镁	37 毫克
锌	0.65 毫克
硒	0.5 微克
维生素	
A	4 微克
B_1	0.05 毫克
B_2	0.02 毫克
B_6	0.08 毫克
C	40 毫克
E	1.14 毫克
生物素	37 微克
P	560 微克
胡萝卜素	0.13 毫克
叶酸	31 微克
泛酸	0.2 毫克
烟酸	0.6 毫克

9. 木瓜

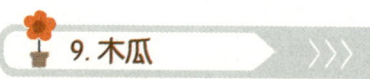

木瓜的肉质爽滑甜美,营养丰富。

食用方法

挑选颜色亮丽、果皮完整、无损伤的果实,每次食用100克左右。

功效

❶ 经常食用木瓜能够美容养颜。

木瓜自身含有一种天然的黑色素阻断因子,可以提高皮肤免疫能力和抗氧化能力,能使衰老的皮肤细胞重新充满活力,减少皱纹,使粗、黑、黄、灰暗的皮肤焕发光泽,恢复柔嫩、

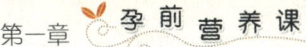

第一章 孕前营养课

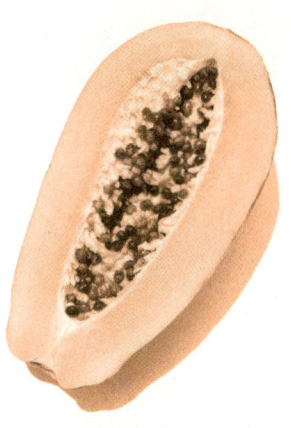

细腻、白皙。

❷ 孕产妇经常食用木瓜能够调理胃肠功能。

木瓜含有木瓜蛋白酶、番木瓜碱、胡萝卜素、凝乳酶等物质，并富含17种以上氨基酸及多种营养素，其中所含的齐墩果成分可以抗炎抑菌、降低血脂、降酶护肝。准妈妈经常食用木瓜，可使胃肠功能得到明显调理，并使机体免疫力得以增强。

❸ 木瓜具有软化血管、抗菌消炎、舒筋活络等功效。

经常食用木瓜，能够起到软化血管、抗菌消炎、抗衰养颜、舒筋活络、抗病防癌、增强体质的作用。

  营养成分（每100克含量）

蛋白质	0.4 克
脂肪	0.1 克
碳水化合物	6.2 克
膳食纤维	0.8 克
矿物质	
钙	17 毫克
铁	0.2 毫克
磷	12 毫克
钾	18 毫克
钠	28 毫克
铜	0.03 毫克
镁	9 毫克
锌	0.25 毫克
硒	1.8 微克
维生素	
A	145 微克
B_1	0.02 毫克
B_2	0.04 毫克
B_6	0.01 毫克
C	50 毫克
E	0.3 毫克
生物素	38 毫克
胡萝卜素	0.87 毫克
叶酸	44 微克
泛酸	0.42 毫克
烟酸	0.3 毫克

10. 香蕉

香蕉盛产于热带、亚热带地区，不但营养成分高、热量低，而且富含蛋白质、钾、糖、维生素 A 和维生素 C 等营养素。

  食用方法

香蕉可以作为水果鲜食，准妈妈每天可食用新鲜香蕉1—2根。也可将香蕉做成香蕉汁、香蕉泥及水果色拉等。

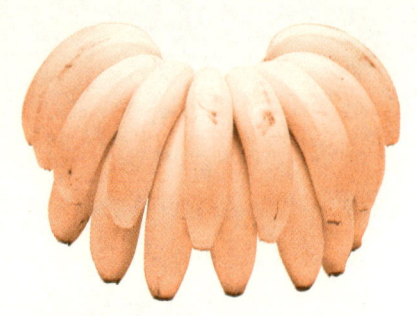

功效

❶ 香蕉可以帮助准妈妈缓解紧张等不良情绪。

香蕉自身含有一种特殊的氨基酸，能够帮助人体制造"开心激素"，让人减轻心理压力，解除忧郁，产生快乐开心的情绪。睡前食用香蕉，还能起到镇静的作用。

❷ 香蕉是减肥和健脑的佳品。

香蕉富含多种矿物质和维生素，食物纤维含量十分丰富，而含有的热量却很低，是减肥的最佳水果。香蕉具有润肺止咳、润肠通便、助消化、清热解毒和滋补的功效，经常食用香蕉还可以健脑。

❸ 香蕉富含钾元素。

香蕉含有丰富的钾元素，每天食用一根香蕉不但能够满足体内对钾、钠的需求，消除水肿，而且还能保护胃肠道，稳定血压。

营养成分（每100克含量）

蛋白质	1.5 克
脂肪	0.2 克
碳水化合物	20.3 克
膳食纤维	1.1 克
矿物质	
钙	7 毫克
铁	0.4 毫克
磷	31 毫克
钾	256 毫克
钠	0.8 毫克
铜	0.14 毫克
镁	43 毫克
锌	0.17 毫克
硒	0.87 微克
维生素	
A	56 微克
B_1	0.02 毫克
B_2	0.04 毫克
B_6	0.38 毫克
C	8 毫克
E	0.5 毫克
生物素	76 毫克
胡萝卜素	60 毫克
叶酸	26 微克
泛酸	0.7 毫克
烟酸	0.7 毫克

11. 火龙果

火龙果是盛产于热带、亚热带地区的水果，不但色泽艳丽、营养丰富，而且具有高纤维、低脂肪、低热量的特点，其食疗、保健的效果十分显著。

食用方法

每天食用 1 个鲜果或将其凉拌

制成水果色拉,冷藏后食用风味更佳。

功效

❶ 食用富含白蛋白的火龙果,可避免重金属中毒。

火龙果含有丰富的植物性白蛋白,而植物性白蛋白是一种具有黏性、胶质性的物质,能够对重金属产生吸附作用,具有解毒的功效。

❷ 火龙果中的花青素具有抗衰老、抗氧化的功效。

火龙果中含有大量的花青素。花青素具有抗自由基、抗氧化、抗衰老的功效,还能对脑细胞变性进行预防,防治痴呆症。

❸ 火龙果富含维生素C和水溶性膳食纤维。

火龙果中富含能美白皮肤的维生素C以及具有降低血糖和减肥、润肠功效的水溶性膳食纤维。

营养成分(每100克含量)

蛋白质	1.4克
脂肪	0.3克
碳水化合物	11.8克
膳食纤维	1.9克

温馨提示 TIPS

火龙果具有保护眼睛、预防便秘、预防贫血、抗口角炎、抗神经炎、降低胆固醇、美白皮肤的功效,同时还具有解除重金属中毒、预防老年病变、预防大肠癌的功效。

矿物质	
钙	6.0毫克
铁	0.3毫克
磷	29毫克
钾	350毫克
钠	76毫克
铜	0.03毫克
镁	41毫克
锌	2.28毫克
硒	3.36微克

维生素	
A	18微克
B_1	0.08毫克
B_2	0.06毫克
B_6	0.05毫克
C	7毫克
E	0.4毫克
胡萝卜素	0.01毫克
叶酸	44微克
泛酸	0.53毫克
烟酸	0.4毫克

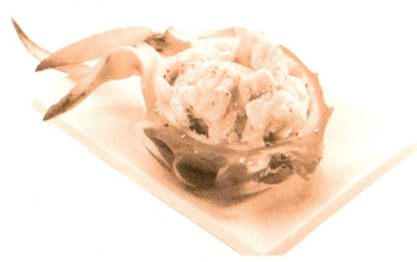

12. 红枣

红枣含有丰富的营养,其本身富含维生素C、维生素P、叶酸以及多种微量元素,被人们称为"天然维生素丸",是女性的滋补佳品。

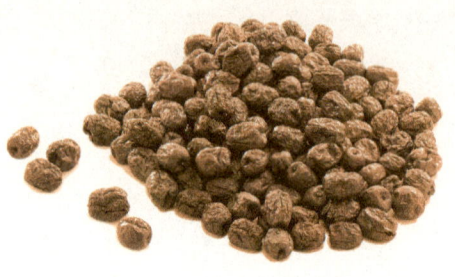

食用方法

红枣不但能生吃,还可以煮、蒸,制成粥、甜羹和各类汤药及补膏。

功效

 红枣具有益智健脑的功效。

红枣富含的微量元素锌、叶酸能够参与红细胞的生成,能使胎宝宝神经系统的发育得以促进,不但有利于胎宝宝的大脑发育,而且还可以促进胎宝宝的智力发展。

 红枣具有补中益气的功效。

红枣可以和中益气、补益脾胃,多食红枣可以使肠胃功能得到显著改善,增强食欲,使准妈妈及胎宝宝的营养状况得以改善。

❸ 红枣具有养血安神的功效。

红枣能够舒肝解郁、养血安神,可以使准妈妈经常出现的精神不安、血虚脏躁、产后抑郁综合征得到明显改善。

❹ 红枣具有增强免疫力、降低血压的功效。

红枣含有丰富的镁、磷、钾等矿物质及维生素A、维生素C、维生素E、维生素P、叶酸、泛酸、烟酸、胡萝卜素等,能保护肝脏、提高人体免疫力。红枣中还含有芦丁这种物质,能软化血管、降低血压,还可对妊娠高血压病进行防治。

营养成分(每100克含量)

蛋白质	1.4 克
脂肪	0.1 克
碳水化合物	33.1 克
膳食纤维	2.4 克
矿物质	
钙	16 毫克
铁	0.7 毫克
磷	51 毫克
钾	127 毫克
钠	7 毫克
铜	0.06 毫克
镁	25 毫克
锌	1.82 毫克
硒	1.02 微克
维生素	
A	2 微克
B_1	0.06 毫克
B_2	0.05 毫克
B_6	0.14 毫克

C	297 毫克
E	0.1 毫克
生物素	16 微克
胡萝卜素	0.01 毫克
叶酸	140 微克
泛酸	1.6 毫克
烟酸	0.86 毫克

温馨提示

龋齿疼痛、痰多、咳嗽的人不可多食红枣。生吃红枣时，枣皮容易滞留在肠道中，因此要细嚼慢咽，可使枣皮中的营养成分被充分吸收。红枣食用过量会引起胃酸过多、腹胀、便秘。

13. 鲈鱼

鲈鱼的肉质不但白嫩，而且味道清香又没有腥味，肉呈蒜瓣形，最适合用来红烧、清蒸或炖汤。在秋末冬初，鲈鱼的肉质特别肥美，在鱼体内积累的营养物质也最为丰富，因而秋冬是食用鲈鱼的最好时节。

食用方法

新鲜的鲈鱼最适宜用清蒸的方法制作，还可以红烧、炖汤，如果用鸡汤进行烹煮，鱼肉的味道会更好。

功效

❶ 鲈鱼富含核酸，对胎宝宝大脑的发育有益。

鲈鱼含有丰富的核酸，对准妈妈及胎宝宝的发育起着十分重要的作用。核酸作为大脑脂肪的主要成分，是胎宝宝大脑发育所必需的高度不饱和脂肪酸。准妈妈经常食用鲈鱼，非常有益于胎宝宝大脑的发育。

❷ 鲈鱼富含多种矿物质及微量元素，对胎宝宝生长发育有益。

鲈鱼富含钙、磷、钾、碘、铜等矿物质及微量元素，因此准妈妈应多食鲈鱼，以便补充其自身的营养，同时也保证胎宝宝的健康发育。

❸ 鲈鱼富含烟酸，具有补肝肾、化痰止呕、益脾胃的功效。

烟酸可以降低胆固醇及甘油三酯，增强消化功能，促进血液循环，对胃肠功能障碍进行有效防治，适合准妈妈食用，特别适合妊娠呕吐较严重的准妈妈食用。

❹ 鲈鱼能预防早产。

鲈鱼自身含有一种十分稀有的游离脂肪酸，可使自然分娩推迟，所以能起到预防早产、安胎的作用。

❺ 鲈鱼可以促进乳汁的分泌。

中医理论认为，乳汁是由母体精血所化，脾是后天生化的根源，而鲈鱼又能够健脾益气，准妈妈经常食用鲈鱼，对精血化生有所助益，从而促进乳汁分泌。

营养成分（每100克含量）

蛋白质	18.6 克

脂肪	3.4 克
碳水化合物	0.4 克
胆固醇	86 毫克
矿物质	
钙	56 毫克
铁	1.2 毫克
磷	131 毫克
钾	205 毫克
钠	144.1 毫克
铜	0.05 毫克
镁	37 毫克
锌	2.83 毫克
硒	33.1 微克
维生素	
A	19 微克
B_1	0.03 毫克
B_2	0.17 毫克
B_{12}	4.6 毫克
D	30 微克
E	0.75 毫克
烟酸	3.1 毫克

14. 鲫鱼

鲫鱼盛产于东亚寒温带至亚热带地区，不但肉质细嫩，肉味鲜美，而且具有极高的营养价值。

食用方法

鲫鱼通常适合整条来烹调。可采用煮、蒸、焖、烧、炖、氽、煎、炸等方法，适合做成茄汁、咸鲜、红油、麻辣等多种口味。

功效

❶ 鲫鱼富含蛋白质，可为准妈妈补充营养。

鲫鱼所含的蛋白质不但质优、齐全，而且容易消化吸收，可以作为准妈妈良好的蛋白质来源。经常食用鲫鱼，除了可以补充营养外，还能增强抗病能力。

❷ 鲫鱼有健脾利湿、和中开胃、活血通络、温中下气的功效。

鲫鱼能健脾开胃，增进食欲，治疗脾虚泄泻、痢疾、虚弱和便血，是脾胃虚弱、溃疡、水肿、哮喘、气管炎、糖尿病患者的滋补、食疗佳品，并且可改善准妈妈的气血不足、体虚、饮食不下、虚劳羸瘦、反胃呃逆等情形，可作为一种补益食品。

❸ 鲫鱼具有补阴血、补体虚、通乳催奶的功效。

民间流传着给新妈妈炖食鲫鱼汤的方法，既可补虚，又有通乳催奶的作用。

营养成分（每100克含量）

蛋白质	17.4 克
脂肪	1.3 克
碳水化合物	2.5 克
胆固醇	130 毫克
矿物质	
钙	64 毫克
铁	1.2 毫克
磷	193 毫克

钾	290 毫克
钠	70.8 毫克
铜	0.08 毫克
镁	41 毫克
锌	2.75 毫克
硒	14.31 微克
维生素	
A	32 微克
B_1	0.04 毫克
B_2	0.07 毫克
B_6	0.11 毫克
B_{12}	5.5 微克
C	1 毫克
D	4 微克
E	0.68 毫克
叶酸	14 微克
泛酸	0.69 毫克
烟酸	2.5 毫克

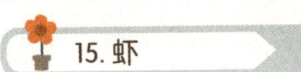

15. 虾

虾一般可分为淡水虾和海水虾，肉质鲜美肥嫩，食用时既没有鱼腥味又没有骨刺，除了富含蛋白质及多种矿物质、维生素外，还具有通乳的功效，适宜准妈妈食用。

食用方法

虾最适合用蒸、煮、煎、烧、炸等方法制成菜肴。

功效

❶ 虾肉含有丰富的蛋白质，对胎宝宝的发育有利。

蛋白质具有促进新陈代谢、调节生理功能的作用，是生命进行活动的物质基础。处于妊娠期的胎宝宝对蛋白质的需求量开始明显增加，而虾肉中含有丰富的蛋白质，准妈妈经常食用虾，对胎宝宝的发育有利。

❷ 虾肉含有丰富的碘，有利于准妈妈的健康和胎宝宝的发育。

虾肉中碘的含量要比其他食品高，碘已经成为维持正常生理活动的必需元素。准妈妈对碘有较大的需求量，缺碘会造成流产、早产、死胎和先天性畸形等严重后果。对碘进行补充的关键时期是妊娠期的前3个月。

❸ 虾肉含有丰富的钙，有利于准妈妈的健康和胎宝宝的发育。

虾肉富含钙质，而准妈妈和胎宝宝对钙的需求量都比较大，因此，准妈妈可吃虾来补充钙。

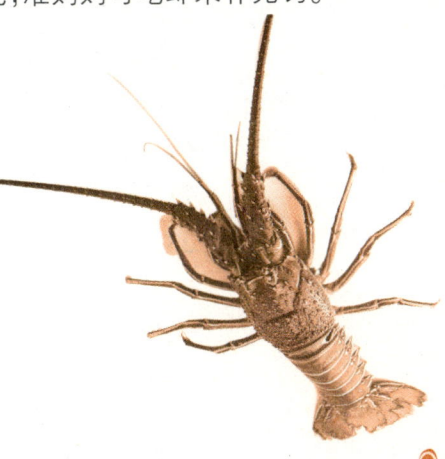

❹ 虾肉含有丰富的锌,有利于胎宝宝的生长发育。

对准妈妈而言,锌是一种十分重要的元素,能促进胎宝宝脑组织的发育,缺锌会使胎宝宝的智力受到直接的影响。

❺ 虾肉具有安胎、益气、通乳的功效。

虾肉含有丰富的维生素 E,可以促进性激素分泌,使生殖能力得到提高,因而能防止流产,促进乳腺分泌催乳素,从而增加乳汁的分泌量。

营养成分(每100克含量)

蛋白质	18.6 克
脂肪	0.8 克
碳水化合物	2.8 克
胆固醇	193 毫克
矿物质	
钙	62 毫克
铁	1.5 毫克
磷	228 毫克
钾	215 毫克
钠	165.2 毫克
铜	0.44 毫克
镁	46 毫克
锌	2.38 毫克
硒	33.72 微克
维生素	
A	15 微克
B_1	0.01 毫克
B_2	0.07 毫克
B_6	0.12 毫克
B_{12}	1.9 微克
D	123 微克
E	0.62 毫克
叶酸	23 微克
泛酸	3.8 毫克
烟酸	1.7 毫克

16. 海参

作为一种名贵的海产品,海参由于补益作用与人参类似而知名。海参营养丰富,是典型的高蛋白质、低脂肪食物,不但肉质软嫩,而且富含 18 种氨基酸及多种微量元素。

食用方法

海参可以和荤素各料进行搭配,适合采用熘、炒、烧、扒、焖、烩、蒸、煮等多种烹调方法进行烹制。准妈妈在食用时,可以将发制好的海参切成末,并与鸡蛋液调匀,加入适量的葱末、盐,蒸熟后趁热食用,每天食用半只。

功效

❶ 海参含有丰富的蛋白质,对准妈妈和胎宝宝的健康有帮助。

海参中含有 18 种氨基酸,为了利于自身的健康和胎宝宝的发育,准妈妈应经常食用海参。

❷ 海参中含有硫酸软骨素,对胎宝宝脑神经细胞的发育有帮助。

海参中含有一种名为"硫酸软骨

素"的物质,具有增强机体免疫力,延缓肌肉衰老的功效,不但对胎宝宝生长发育有帮助,而且能促进胎宝宝脑神经细胞的发育。

❸ 海参含有锌元素,对胎宝宝的发育有帮助。

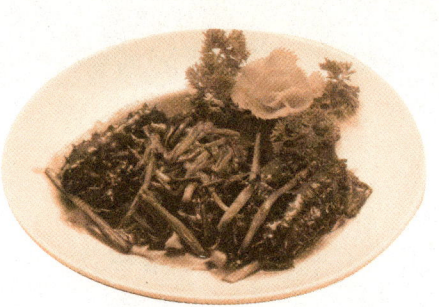

锌具有促进智力发育的重要作用,如果准妈妈体内缺乏锌元素,不仅会使胎宝宝的脑细胞分裂受到影响,还会对胎宝宝的性器官和视觉发育造成影响。

❹ 海参中含有钒元素,对预防贫血有帮助。

海参中微量元素钒的含量在各种食物中是最多的,这种元素不但能够参与血液中铁离子的输送,使人体的造血功能增强,而且能够防止贫血。

❺ 海参具有补肾、益精、益智的功效。

海参富含的DHA是胎宝宝脑神经细胞生长发育必不可少的营养物质。同时,海参中还富含微量元素碘,对胎宝宝的智力发育有一定的帮助。

❻ 海参具有养胎利产的功效。

作为一种滋补珍品,海参具有养胎利产的功效。

❼ 海参具有滋阴、润燥、补血的功效。

海参在含有大量的蛋白质、矿物质、脂肪、维生素等人体所需的营养成分的同时,还含有海参素,能对人体骨髓红细胞的生长进行刺激,使造血功能得以加强。

❽ 海参具有抑制病菌、增强免疫力的功效。

海参富含多种生物活性成分,如黏多糖类和皂甙类等,能够达到增强免疫力、抗凝血、抗癌的目的。海参中含有的DHA是维持人体正常免疫功能的必不可少的营养物质。海参中的海参素还具有抑制和杀灭各种致病菌的功效。

营养成分(每100克含量)

蛋白质	16.5 克
脂肪	0.2 克
碳水化合物	0.9 克
胆固醇	51 毫克
矿物质	
钙	285 毫克
铁	13.2 毫克
磷	28 毫克
钾	43 毫克
钠	502.9 毫克
铜	0.05 毫克
镁	149 毫克

锌	0.63 毫克
硒	63.93 微克
维生素 A	42 微克
B₁	0.03 毫克
B₂	0.04 毫克
B₆	0.04 毫克
B₁₂	2.3 微克
D	10 微克
E	3.14 毫克
叶酸	4 微克
泛酸	0.71 毫克
烟酸	0.1 毫克

17. 乌鸡

乌鸡产自江西泰和县，是我国独有的一种具有极高药用价值与食疗价值的珍禽。

食用方法

骨肉均是黑色佳品，烹调时可采用烧、炖、煮汤等多种方法，每次食量约为 100 克。

功效

❶ 乌鸡对孕产期女性的皮肤健康有一定的帮助。

乌鸡的鸡肉中维生素 A 的含量为鳗鱼的 10 倍。作为保护皮肤的良药之一，维生素 A 有着卓越的抗血酸功能。维生素 A 的化合物具有防癌的功效。

❷ 乌鸡是一种低糖、低脂肪的碱性食品，可对妊娠高血压病进行预防。

食用乌鸡能够使血液中的中性脂肪和胆固醇得以降低，使血液得以清洁，可预防妊娠高血压症。

❸ 乌鸡对准妈妈有较高的滋补和药用价值。

乌鸡中含有人体必需的蛋氨酸、赖氨酸和组氨酸，且富含黑色素，因此具有较高的滋补和药用价值。乌鸡还具有滋阴、补肾、添精、养血、益肝、补虚、退热的功效，能使人体免疫功能得到调节，延缓人体衰老，因此自古享有"药鸡"的美誉。新妈妈食用乌鸡后对产后亏虚、乳汁不足等均有很好的疗效。

营养成分（每 100 克含量）

蛋白质	22.3 克
脂肪	2.3 克
碳水化合物	0.3 克
胆固醇	106 毫克
矿物质	
钙	17 毫克
铁	2.3 毫克

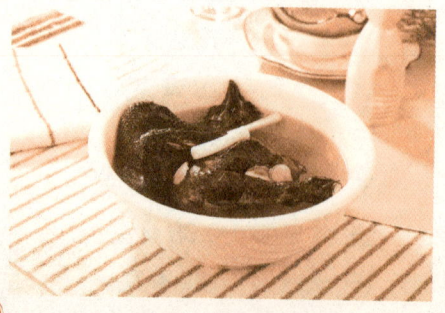

第一章 孕前营养课

磷	210 毫克
钾	323 毫克
钠	64 毫克
铜	0.26 毫克
镁	51 毫克
锌	1.6 毫克
硒	7.73 微克
维生素	
A	42 微克
B_1	0.02 毫克
B_2	0.2 毫克
B_6	0.33 毫克
B_{12}	2.12 微克
D	250 微克
E	1.77 毫克
生物素	16 微克
烟酸	7.1 毫克

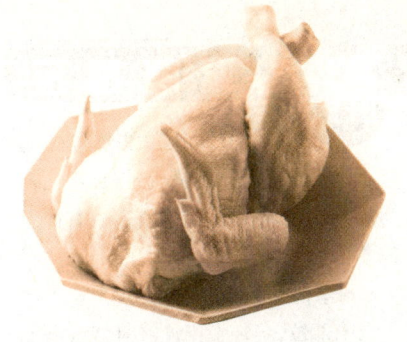

18. 鸡肉

鸡肉中不但富含蛋白质,而且脂肪含量低,味道鲜美,营养丰富,深受人们喜爱。

食用方法

鸡肉不仅适合用来热炒和炖汤,而且也比较适合冷食和凉拌。

功效

❶ 鸡肉有补精填髓、温中益气、补虚损、益五脏的功效。

鸡肉尤其适合因脾胃阳虚、气虚引起的乏力、浮肿、胃脘隐痛、虚弱头晕、产后乳少等症的病人食用。

❷ 鸡肉营养丰富,对胎宝宝和准妈妈的健康有益。

鸡肉是高蛋白和低脂肪的健康食品,其中氨基酸的组成和人体的需要十分接近,特别容易被人体吸收和利用。同时,鸡肉中含有的脂肪酸多为不饱和脂肪酸,对人体的健康有一定的帮助。

❸ 鸡肉含有丰富的矿物质和维生素,适合新妈妈进行产后调补。

鸡肉含有的多种维生素、钙、锌、磷、铁、镁等营养成分,是人体生长和发育过程中必不可少的,尤其适合新妈妈进行产后调养和进补时食用。

营养成分(每100克含量)

蛋白质	18.5 克
脂肪	9.6 克
碳水化合物	1.4 克
矿物质	
钙	17 毫克
铁	0.9 毫克
磷	160 毫克

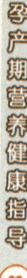

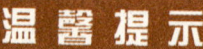 温馨提示

a.用高温油炸过的鸡肉不仅含有极高的热量,经常食用还容易患乳腺癌,对胎宝宝的发育也有很大的危害。

b.鸡胸肉是整鸡中脂肪和热量含量最低的部位,经常食用能够对妊娠高血压病进行有效预防。

c.吃鸡要除去鸡皮,这样能使胆固醇和脂肪的摄入有效减少。

d.性别不同的鸡功效也不同。从中医角度来看,雄性鸡的肉属阳,具有较强的温补作用,适合阳虚气弱的患者食用;雌性鸡的肉属阴,适合年老体弱者、产妇及久病体虚者食用。

钾	340 毫克
钠	72.4 毫克
铜	0.08 毫克
镁	7 毫克
锌	1.29 毫克
硒	5.4 微克
维生素	
A	42 微克
B_1	0.07 毫克
B_2	0.08 毫克
B_6	0.18 毫克
B_{12}	0.4 微克
D	221 微克
E	0.2 毫克
生物素	2 微克
K	53 微克
叶酸	11 微克
泛酸	1.68 毫克
烟酸	7.1 毫克

19.猪蹄

猪蹄富含胶原蛋白,经常食用能够延缓衰老,故而被称为"美容佳品"。

食用方法

选购时应挑选肉色红润、脂肪洁白、没有异味的新鲜猪蹄,而且尽量选择前蹄,烹制采用炖、红烧、焖等方法,每次食量约为 100 克。

功效

❶ 猪蹄具有安神的功效。

食用猪蹄对减轻中枢神经过度兴奋有一定的帮助,对神经衰弱、失眠、焦虑等症状也有一定的改善作用。经常食用猪蹄汤能够对小腿抽筋或麻木痉挛等症状起到缓解作用。对准妈妈而言,猪蹄是一种营养健康的食品。

❷ 猪蹄富含胶原蛋白,经常食用能够对冠心病和缺血性脑病进行预防。

猪蹄含有大量胶原蛋白和少量脂肪、碳水化合物,经常食用能有效地对机体营养障碍进行防治,对消化道出血等失血性疾病也具有一定的疗效,还可使全身的微循环得到改善,从而防治缺血性脑病和冠心病。

❸猪蹄汤具有美容与催乳的作用。

猪蹄对处于哺乳期的新妈妈能起到美容和催乳的双重作用。

营养成分（每100克含量）

蛋白质	23.2克
脂肪	17.7克
碳水化合物	1.9克
矿物质	
钙	32毫克
铁	2.4毫克
磷	32毫克
钾	50毫克
钠	110毫克
铜	0.09毫克
镁	5毫克
锌	0.78毫克
硒	5.85微克
维生素	
A	6微克
B_1	0.05毫克
B_2	0.04毫克
B_6	0.02毫克
B_{12}	0.4微克
D	182微克
E	0.1毫克
生物素	3微克
K	1微克
叶酸	1微克
泛酸	0.7毫克
烟酸	1.5毫克

20. 牛肉

牛肉富含蛋白质，但脂肪的含量却很低，而且味道鲜美，深受人们的喜爱。

食用方法

牛肉在烹调时最好切块，并采取煮、炖、煨、焖、酱、卤等长时间加热的方法。

功效

❶牛肉含有丰富的蛋白质，对准妈妈和胎宝宝的健康有一定的帮助。

牛肉中含有丰富的蛋白质，能够提供人体组织所需的氨基酸。牛肉中的蛋白质很容易被人体吸收，是准妈妈补充蛋白质的理想食品。

❷牛肉含有丰富的维生素D，对胎宝宝的生长发育有一定的帮助。

牛肉含有丰富的维生素D，能使全身骨骼及牙齿的发育得到促进，还能预防佝偻病和骨质疏松等症的发生。准妈妈对维生素D的需求量为普通人的2倍，所以应多吃牛肉。

❸牛肉含有丰富的锌、铁，能够补血益智、增强机体免疫力。

牛肉中富含铁和锌。铁能形成铁酵素和血红素，对全身氧气的输送有一定的帮助，促进细胞产生能量，从而产生体力，建立及维持健康的免疫系统，对缺铁性贫血进行预防。锌对胎宝宝神经系统的发育有一定的帮助,如果缺锌会直接对胎宝宝的智力发育造成影响。锌还能提高人体的免疫力。

❹ 牛肉具有止渴、健脾、消肿的功效。

牛肉具有补中益气、滋养脾胃的功效,可用于对准妈妈因内分泌发生变化而产生的食欲不振、慢性腹泻、下肢浮肿等症进行防治。

营养成分(每100克含量)

蛋白质	17.8 克
脂肪	2 克
碳水化合物	0.2 克
矿物质	
钙	6 毫克
铁	2.2 毫克
磷	150 毫克
钾	270 毫克
钠	48.6 毫克
铜	0.1 毫克
镁	17 毫克
锌	1.77 毫克
硒	6.26 微克
维生素	
A	3 微克
B_1	0.02 毫克
B_2	0.24 毫克
B_6	0.38 毫克
B_{12}	0.8 微克
D	243 微克
E	0.42 毫克
生物素	10.1 微克
K	7 微克
叶酸	6 微克
泛酸	0.66 毫克

21. 花生

花生的营养价值高于粮食类,甚至能和肉类、鸡蛋、牛奶等一些动物性食品相媲美。经常食用花生能够起到延年益寿的作用。花生含有丰富的蛋白质和脂肪,尤其是不饱和脂肪酸的含量很高,特别适合准妈妈食用。

食用方法

烹制花生时可采用煮、炸、卤等多种方法,而且烹调出的味道也十分浓郁香美。

功效

❶ 花生含有丰富的谷氨酸、天门冬氨酸和脂肪,对胎宝宝脑部的发育有一定的帮助。

因为脂类是脑及神经系统的主要成分,所以脂类对胎宝宝的脑及神经系统的发育起着至关重要的作用。

❷ 花生含有丰富的甘油酯和甾醇酯,对准妈妈的健康有一定的帮助。

花生富含甾醇酯和甘油酯,能使纤维蛋白的溶解受到抑制,促进骨髓制造血小板,使血小板的质量提高,使毛细血管的收缩性得以加强,因而是准妈妈的理想食品。

第一章 孕前营养课

生素E、磷脂等营养物质,对防止准妈妈皮肤皱裂老化、保护血管壁、增强胎宝宝脑细胞发育有较好的效果。

 营养成分(每100克含量)

蛋白质	12.1 克
脂肪	25.4 克
碳水化合物	5.2 克
膳食纤维	7.7 克
矿物质	
钙	8 毫克
铁	3.4 毫克
磷	250 毫克
钾	1004 毫克
钠	3.7 毫克
铜	0.68 毫克
镁	110 毫克
锌	1.79 毫克
硒	4.5 微克
维生素	
A	6 微克
B_1	0.85 毫克
B_2	0.1 毫克
B_6	0.46 毫克
C	14 毫克
E	2.93 毫克
K	100 微克
胡萝卜素	0.01 毫克
叶酸	76 微克
泛酸	17 毫克
烟酸	14.1 毫克

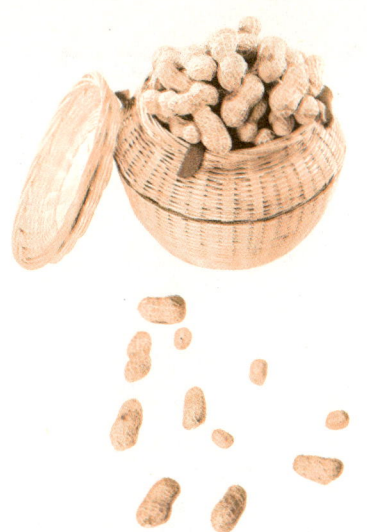

❸ 花生含有丰富的维生素E,可对流产或早产进行预防。

花生含有丰富的维生素E,能使生殖功能增强,促进胎宝宝的发育,并可对流产或早产进行预防,还可使血液中血小板沉积在血管壁的数量降低,使血管保持柔软,不易产生硬化的现象,从而对孕期心脑血管疾病进行预防。

❹ 花生可补虚生乳。

花生可以补虚、扶正、生乳,是女性产后的补养佳品。准妈妈如果有身体虚弱、缺乳、少乳等状况出现,可适量食用花生。

❺ 花生有降压增智的功效。

花生可调整血中胆固醇、明显降低血压,还可以很好地预防妊娠高血压病。花生含有丰富的麦胚酚、甾醇酯、维

22. 绿豆

绿豆含有多种维生素及钙、磷、铁等营养元素，含量比粳米还要多，药用价值较高。绿豆汤在炎热的夏季是人们最喜欢的消暑饮品。

食用方法

可在煮粥时适量添加或煮汤食用，烹调时间较短，主要有祛热清暑的功效；如煮的时间较长，则多用于保健解毒。

功效

❶ 绿豆具有清热解毒的功效。

夏天或经常在高温环境下工作的人出汗较多，会损失较多体液，体内钾的流失量较大，会破坏体内的电解质平衡。饮用绿豆汤补充水分是较理想的方法，可以止渴利尿、清暑益气，还能及时补充无机盐，维持体内电解质的平衡。

❷ 绿豆可解毒。

准妈妈经常食用绿豆，可排除体内的毒素。

❸ 绿豆含有钙、磷元素，可增强体质。

绿豆中的钙、磷等无机盐有增强体力、补充营养的功效。

❹ 绿豆含有丰富的维生素C、维生素A及B族维生素，可祛除燥热、降低血压，并对身体疲劳、肿胀、小便不畅有较好的疗效。

营养成分（每100克含量）

蛋白质	20.6 克
脂肪	1 克
碳水化合物	58.6 克
膳食纤维	5.2 克
矿物质	
钙	162 毫克
铁	22.8 毫克
磷	336 毫克
钾	1900 毫克
钠	1.9 毫克
铜	1.08 毫克
镁	125 毫克
锌	2.48 毫克
硒	4.28 微克
维生素	
A	75 微克
B_1	0.25 毫克
B_2	0.11 毫克

温馨提示

a. 烹制绿豆时不应煮得过烂，以免破坏其中的维生素和有机酸，使其原有的清热解毒的功效降低。

b. 需要注意的是绿豆性凉，本身脾胃虚弱或患有低血压者及女性生理期间不应多吃。

c. 绿豆可能会与温补药冲突，为避免降低药效，服药时不应再食用绿豆。

d. 绿豆如果没有煮烂，会有强烈的腥味，食用后易恶心、呕吐，引起身体不适。

B₆	0.41 毫克	膳食纤维	0.1 克
C	1 毫克	矿物质	
E	10.95 毫克	钙	19 毫克
K	6 微克	铁	0.4 毫克
胡萝卜素	0.45 毫克	磷	32 毫克
叶酸	130 微克	钾	110 毫克
泛酸	1.26 毫克	钠	1.2 毫克
烟酸	2 毫克	铜	0.07 毫克
		镁	9 毫克
		锌	0.16 毫克
		硒	0.14 微克
		维生素	
		A	15 微克
		B₁	0.03 毫克
		B₆	0.06 毫克
		E	0.8 毫克
		K	4 微克
		叶酸	28 微克
		泛酸	0.28 毫克
		烟酸	0.1 毫克

23. 豆浆

豆浆作为老少皆宜的健康饮品，富含磷脂和植物蛋白，以及维生素 B₂、维生素 B₁、钙、烟酸、铁等，适于准妈妈适量饮用。

食用方法

如果有条件，可自制豆浆，或购买袋装豆浆。建议每天饮用 250 毫升。

功效

❶ 多喝豆浆，可预防准妈妈患上妊娠高血压病。

❷ 新鲜豆浆还可防治缺铁性贫血。

❸ 女性常喝豆浆，对皮肤益处很大，可减少面部的暗疮、青春痘；准妈妈常喝豆浆，也可使皮肤得到调养，白皙润泽、容光焕发。

营养成分（每100克含量）

蛋白质	2.5 克
脂肪	1 克
碳水化合物	0.4 克

温馨提示

豆浆老少皆宜，尤其是老人、女性、婴幼儿及糖尿病患者。但必须注意的是，饮用生豆浆后易发生恶心、呕吐、腹泻等中毒症状，豆浆应煮熟后再饮用。

具体方法是用大火煮沸，换用小火再煮 5 分钟左右。

24. 酸奶

酸奶从牛奶发酵而来，口味细滑酸甜，含有丰富的营养价值，是人们喜欢的饮品。酸奶既包括新鲜牛奶的全部营养素，还可以使蛋白质结成细微的乳块，由钙和乳酸结合而来的乳酸钙，吸收消化更加容易，是很适合孕产妇饮用的补充营养的饮品。

功效

❶ 酸奶含有乳酸菌，可以提高免疫力。

酸奶含有丰富的益生菌、乳酸菌，利于肠内有益菌繁殖，对改善肠内正常菌群的生存状态有较好的效果。常喝酸奶可增强体质，预防泌尿系统感染及阴道炎，提高自身免疫力和抵抗力，降低胆固醇，对人体吸收矿物质有促进作用。

❷ 酸奶含有丰富的蛋白质，利于准妈妈和胎宝宝的身体健康。

氨基酸是构成蛋白质的最小单位，但人体只能靠食物来摄取各种氨基酸，而酸奶中含有丰富的氨基酸，并利于人体吸收，因此利于准妈妈和胎宝宝的健康。

❸ 酸奶富含钾、钠、锌、镁等多种营养物质，其中的钙和乳酸菌可被准妈妈和胎宝宝有效吸收，利于健康。

❹ 酸奶还可止泻通便，其中的乳酸菌可有效防治准妈妈的便秘。乳酸菌可刺激大肠蠕动，帮助排便顺利进行，还可同时排出病原菌，对改善腹泻有一定的作用。

酸奶还可健胃消食，促进胃酸的增加和消化液的分泌，提高身体的消化能力，增强食欲。

营养成分（每100克含量）

蛋白质	3.1 毫克
脂肪	4.6 克
碳水化合物	11.7 克
胆固醇	151 毫克
矿物质	
钙	118 毫克
铁	0.3 毫克
磷	85 毫克
钾	150 毫克
钠	30.2 毫克
铜	0.03 毫克
镁	12 毫克
锌	1.74 毫克
硒	1.71 微克
维生素	

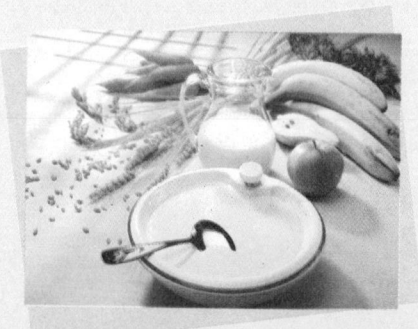

A	17 微克
B_1	0.04 毫克
B_2	0.06 毫克
B_6	0.04 毫克
B_{12}	0.1 毫克
C	1 毫克
D	232 微克
E	0.12 毫克
K	1 微克
叶酸	11 微克
烟酸	0.2 毫克

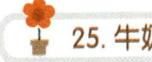

25. 牛奶

牛奶富含蛋白质、磷、钙、钾等营养物质,人体的消化率可达98%,这是其他食物所不具备的。

功效

❶ 牛奶中含有丰富的钙、钾、磷等矿物质,很适合准妈妈饮用。

每升牛奶可提供1 200毫克的钙,人体容易吸收利用,对胃肠道也没有强烈的刺激性,对维持人体酸碱平衡也有较好的效果。

❷ 牛奶可润肺、润肠,对反胃、便秘有较好的缓解效果,还可祛除黄疸,滋养身体。

❸ 牛奶中的多种球蛋白可提高机体免疫力。

营养成分(每100克含量)

蛋白质	3 克
脂肪	2.9 克
碳水化合物	4.1 克
胆固醇	151 毫克
矿物质	
钙	135 毫克
铁	0.3 毫克
磷	73 毫克
钾	157 毫克
钠	36.5 毫克
铜	0.02 毫克
镁	11 毫克
锌	3.36 毫克
硒	1.94 微克
维生素	
A	11 微克
B_1	0.04 毫克
B_2	0.07 毫克
B_6	0.03 毫克
B_{12}	0.3 微克
C	1 毫克
D	240 微克
E	0.21 毫克
生物素	117 微克
K	2 微克
叶酸	5 微克
泛酸	0.55 毫克
烟酸	0.2 毫克

三、孕期病症饮食调理

1.妊娠呕吐饮食调理

大多数准妈妈在孕早期都有轻重不等的妊娠生理性反应，常见症状有头昏、心慌、心率加快、食欲不振，甚至出现明显的恶心、呕吐、偏食等。最常见、最难让准妈妈克服的是孕吐。孕吐一般在停经后40天出现，当孕早期结束时，也就是在孕12周以后逐渐减轻或消失。一些准妈妈怀孕后由于精神紧张，或者因为心理的暗示影响，使呕吐更为严重。孕早期呕吐是一种常见现象，只要不是严重的呕吐，一般不必紧张，也不必多虑，最好的方法是休息和调理饮食，但如果影响到正常生活应及时找医生咨询。

对母婴的影响

准妈妈体重下降、气色不佳、易疲劳、想睡觉，因为孕早期是胚胎形成的时期，对营养素需求量的增加不是十分明显，只要不严重，持续的时间不长，准妈妈每天能吃一定量的食物的话，对准妈妈和胎宝宝的影响并不会很大。

有时准妈妈对油烟味特别敏感，一见到厨房，即使没有做饭，都会神经性地感到恶心、想吐。

但是，要特别重视持续性呕吐，甚至连喝水也吐，闻到食物的气味就恶心，以至于不能进食、进水的现象，准妈妈会因此很快消瘦，体重减轻，十分虚弱。因为准妈妈不能进餐、进水，只能靠消耗身体中原有的营养素来维持生命，这就会产生电解质紊乱，对准妈妈和胎宝宝都不利。

推荐食材

牛奶、谷类食品、蔬菜、水果、海产品、富含蛋白质的食品、姜、扁豆，以及甘蔗、橄榄、糯米粥、柚子皮、干葡萄藤、花生、瓜子、核桃、松子、海苔等。

学习一下民间便方。用中药紫苏煎水、橙皮煎水饮，吃两片糖姜片止吐，煮清香的竹叶、霍香粥代替干硬的饭等。

关键营养素：糖、脂肪、蛋白质、维生素C、钙、碘、锌、维生素E、叶酸。脂肪燃烧可以为人体提供大量的能

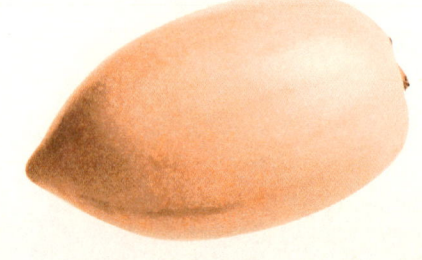

量,脂肪还有输送脂溶性维生素A、维生素D、维生素E和维生素K的功用。

相关宜忌

准妈妈要尽可能避免空腹,尽量进食,少食多餐,每天至少保证150克碳水化合物的摄入量。

食物选择要以对症适应为主,不要片面追求营养价值。最好多吃素食和清淡易消化、营养价值高的食品,可根据食欲状况进餐;不用或少用辣酱等调料,但要避免吃过甜或刺激性强的食物;食物搭配要合理,不能多吃烟熏品、腌渍品、特殊加工的食物(如臭豆腐,特别是油炸臭豆腐、豆腐乳等);最好选择营养价值高的零食,可当做正餐之间的少量加餐。

2.妊娠贫血饮食调理

有两大类贫血:叶酸性贫血,主要是由于怀孕后身体缺乏叶酸而引起;缺铁性贫血,是孕期最常见的贫血,一般从怀孕5—6个月开始发生。准妈妈体内新陈代谢加快,子宫、胎宝宝、胎盘的生长使血容量大大增加,对合成红细胞和血红蛋白的原料——铁的需求量增加,倘若未能满足供应,很容易发生贫血这种营养性疾病。贫血时会经常出现感觉疲劳、浑身乏力、头晕眼花、耳鸣、失眠、注意力不集中、特别怕冷、面色发黄、指甲苍白、指甲变薄而且容易折断,甚至呼吸困难、心悸、胸口疼痛等症状。

对母婴的影响

患有贫血的准妈妈妊娠中毒症的发生率明显增高,即使安全分娩,也会影响产后的身体恢复,在产褥期抵抗力比正常准妈妈低,容易并发会阴、腹部刀口感染或不愈合,食欲不佳、消化不良、乳汁分泌少,从而影响胎宝宝的生长发育。

严重贫血还会造成身体虚弱,临产子宫收缩无力、产程延长、产后出血多,很容易使胎宝宝在宫内发生窒息。严重贫血的准妈妈会患心脏病,在分娩过程中很容易因用力过度,腹腔内压力增加而诱发心力衰竭,也会影响胎宝宝脑细胞的发育,如宫内生长迟缓等;未成熟儿及早产儿的发生率明显高于正常准妈妈,使足月出生的宝宝体重不足2.5千克,造成先天不足、后天体弱多病等。

推荐食材

芝麻、芝麻酱、黄豆、木耳、海带、紫菜、虾子、猪肝、鸭肝、鸡肝、牛肝。

准妈妈应该在饮食中增加造血所需的铁、蛋白质、维生素B_{12}、叶酸等成分,补血效果最好的食物是动物的肝脏、血液、红色肌肉及红色骨髓,因为铁的含量高,并以有机铁的形式存在,消化吸收率较高。动物性食物中丰富的蛋白质也有利于铁的吸收。

关键营养素：维生素C、叶酸、蛋白质、钙、铁、镁。

钙对红细胞的生成是必需的，每日1—3次，每次300毫克，同时可服用维生素C(能有效增加植物性食物中铁吸收的营养素)，每日服用100—200毫克。每次口服叶酸10—20毫克，每日3次。

相关宜忌

尽量不要喝茶、咖啡，特别是浓茶、浓咖啡，会减少铁的吸收。

荤素搭配，加强营养。要注意合理地安排饮食，有计划地增加含铁量高的食物。每天应吃瘦肉、鸡蛋或猪肝及新鲜蔬菜。

蔬菜在烹调前，可用汆烫的方法去除一些干扰无机铁吸收的物质，如蔬菜中的植酸、草酸等，这样对铁吸收的干扰就会减少。要注意用大火、用开水、水量多、时间短，这样能保留营养素。

3.妊娠便秘饮食调理

由于没有养成良好的生活习惯，膳食过于精细，膳食纤维含量太低，导致肠动力下降；准妈妈更因体内孕激素分泌的增加，胃酸含量下降，使胃肠道的平滑肌张力下降，活动减弱，导致胃肠蠕动减慢；胎宝宝不断生长，挤压肠道，肠道肌肉的活动受阻，出现行动缓慢等因素，都使准妈妈比普通人更容易发生便秘，引起消化道排泄的废物通过肠道的速度过慢，细菌在肠道中对未消化的食物进行分解、发酵，从而产生毒素。虽然便秘不是什么严重的疾病，但为了避免各种不适症状，也是不可轻视的。

对母婴的影响

便秘使准妈妈肠静脉中的血液回流不畅，时间过久，会引起肠壁静脉曲张。整天有排便感却排不出来，导致肠胀气，排出不畅，腹内压力增加，易形成痔疮。发生痔疮时有发痒或烧灼感，并伴有疼痛、肿胀，有时还会引起出血症状。肠道产生的毒性物质被人体再次吸收后，会引起头痛、疲倦、失眠及神经功能紊乱等严重后果。

便秘也会使准妈妈食欲受到很大影响，造成营养素摄入不足，给胎宝宝的生长带来不利影响。

准妈妈如果长期便秘，体内积累毒素，容易诱发各种不适症状，从而引起妊娠中毒症。

推荐食材

茄子、西红柿、菠菜、韭菜、芹菜、菜花、胡萝卜、红薯、藕、南瓜、芋头、蘑菇、黑木耳、香菇、海带，以及苹果、木瓜、菠萝、干梅子、无花果、梨、香蕉、柿子、桃、草莓、西瓜等。

关键营养素：膳食纤维、维生素C、锌、铜、钙、镁。

膳食纤维是植物细胞壁的主要成分，不会被人体消化道分解，即使吃入体内也会被排出体外。虽然无法被人体吸收，但是它却可以促进肠道蠕动，帮助排泄。

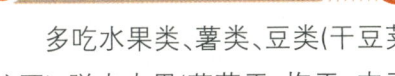

相关宜忌

多吃水果类、薯类、豆类(干豆荚、豌豆)、脱水水果(葡萄干、梅干、杏干、无花果)、蔬菜类和海藻类食物。

定时喝水，水分充足。早餐前喝1杯凉开水或温开水，或1杯温牛奶，或蜂蜜加柠檬水，或1杯芦荟汁。平时也要多饮水，以保持肠道中有充分的液体。要掌握饮水的技巧，每天在固定的时间里饮水，要大口大口地饮但不是暴饮。每日摄入膳食纤维20—30克，多吃膳食纤维含量高的食物，食物不可过精。

4.腹胀腹痛饮食调理

孕期由于肠蠕动功能减弱，准妈妈容易发生腹胀。孕期腹痛也很常见，通常所说的妊娠早期无须担心的腹痛，主要是指因怀孕而逐渐增大的子宫对其周围其他脏器形成压迫而产生的疼痛，这种疼痛一般会随着妊娠周数的增加而逐渐消失，因为身体对增大子宫的逐渐适应，也就不再有下腹疼痛的感觉了。妊娠中期无须担心的轻微疼痛和抽筋，多发于怀孕5—6个月期间，从大腿根到下腹部有丝丝

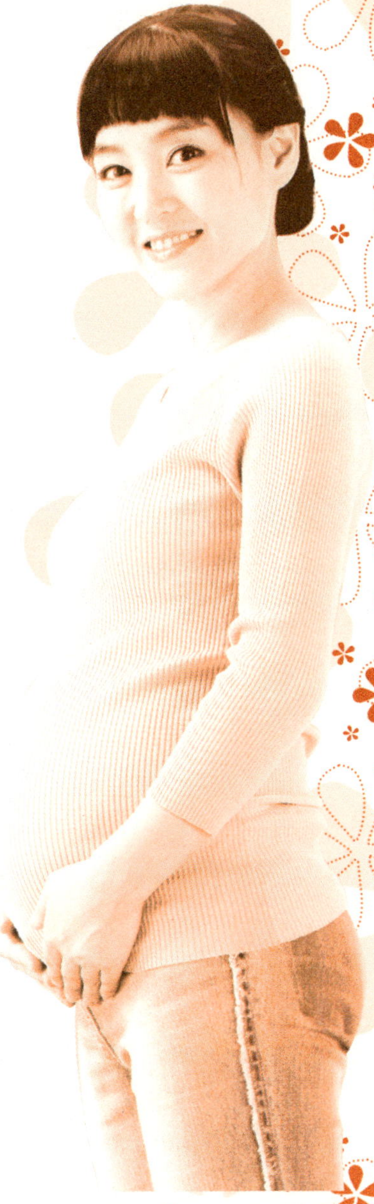

的轻微疼痛和抽筋的感觉。这主要是由于这个时期子宫急速膨胀，子宫壁肌肉自身紧张，支撑子宫的韧带也随之绷紧造成的。

对母婴的影响

在妊娠前3个月，只要准妈妈有腹痛出现，就应该想到流产和异位妊娠。在妊娠中期以后出现腹痛，要考虑到早产及正常位的胎盘早剥。

怀孕8个月后，每小时出现4—5次腹胀是正常的生理现象，是妊娠晚期无须担心的腹胀，当然如果这种阵痛不断加剧，阵痛次数频繁，就需要请教医生了。

腹痛和腹胀当然有很多都是异常状况的先兆，流产、早产为代表。此外，子宫外孕、卵巢囊肿的蒂扭转、葡萄胎、羊水过多症、常位胎盘早期剥离等疾病都以强烈的腹部鼓胀、疼痛为主要症状。此外与妊娠无关的疾病如膀胱炎和尿路结石、阑尾炎、肠炎、腹泻、重症便秘等也会导致腹部不适。

推荐食材

糙米、瘦肉、牛奶、动物肝脏、猪

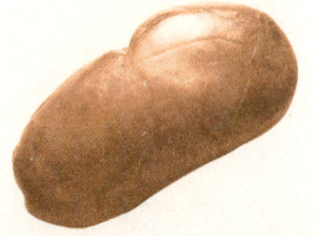

肾、酵母、豆类。

如果在饮食上注意多吃一些富含维生素 B_1 的食物，可帮助准妈妈消食除滞，从而减轻腹胀。在选择食物时，少用易产气的食物，如黄豆、土豆、韭菜等。如有饮牛奶后出现胀气的现象，可将鲜奶换成酸奶试试。

关键营养素：蛋白质、钙、B族维生素、锌、维生素 E、锰。

孕期高蛋白饮食，会影响准妈妈的食欲，增加胃肠道负担，并影响其他营养物质的摄入，使饮食营养失去平衡。研究证实，过多地摄入蛋白质，人体内可产生大量的硫化氢、组织胺等有害物质。

相关宜忌

准妈妈适度运动，也有利于减轻胀气。如果没有出血，只是胀痛的话，只要静卧观察就可以；如果不治疗也没事时就要继续观察情况，若疼痛加剧或是伴有出血时要去医院。

此外，腹部的胀痛如前所述是很多异常情况的先兆，不能轻视。腹部胀痛是腹内的胎宝宝送来的"危险啊"的信号，所以即使疼痛很轻微也要停下工作和家务，暂时休息以观察情况。如果只是稍微的肿胀疼痛，不要大惊小怪，要静下心来好好观察；胀痛并有少量出血时，多数医生会建议准妈妈休息，此时要保证休息，没事时尽量躺卧。这样，就可以应对腹胀腹痛了。

5.妊娠失眠饮食调理

随着宝宝的发育，准妈妈身体重心发生变化，使得多年来养成的最佳睡眠姿势和习惯变得不再舒适。此外，还有一些其他因素会影响准妈妈的睡眠。例如，有的人睡觉多梦，甚至做噩梦；同时，体内激素水平的改变、心理压力影响睡眠质量；特别是有的准妈妈信心不足，担心宝宝不健康及以后难以抚养等等；尤其随着分娩日渐临近，很多准妈妈心里越来越紧张，担心不能顺利分娩、分娩疼痛或做剖宫产；加上腹部太大造成睡觉姿势受限、呼吸困难以及胎宝宝在腹中活动频繁等，容易在夜里发生失眠。

对母婴的影响

准妈妈长期失眠不仅使自己面色无光、皮肤晦暗、干涩、色斑、皱纹增多（皮肤的新陈代谢和修复是在夜间完成的），而且还容易导致身体免疫力下降，对各种疾病的抵抗力减弱，容易患高血压、糖尿病、肥胖症、心脏病等症。

同时身体体力的恢复一般是在晚上完成的，如果准妈妈老是睡不着觉，白天易注意力不集中、昏沉欲睡、急躁焦虑、郁闷倦乏、食欲减退，易造成营养不良等症状。

如果准妈妈营养不良，就会在分娩时产力不足，出现难产，更为严重时可引发胎宝宝畸形。

推荐食材

莴苣、南瓜、甘蓝、鱼、花生仁、大豆、猪肝、鸡肝、豌豆、柑橘、柠檬、西蓝花。

均衡的饮食很重要。多吃水果和蔬菜，少吃动物性蛋白质、精米淀粉，可以缓解血液酸碱度的不平衡问题，以免发生腿抽筋。

关键营养素：维生素A、维生素B_1、蛋白质、维生素B_2、维生素C、钙、铁。

多补充钙，以防半夜腿抽筋，影响睡眠质量。钙的食物来源的好坏应考虑两个方面：钙含量及吸收利用率。奶制品含钙丰富，吸收率也高，是准妈妈理想的钙来源。

相关宜忌

准妈妈需要适度的压力调适以及家人的体贴，不可自行服用安眠药。建议准妈妈每天晚上10点前就寝，睡足10个小时，且在睡前2小时内不要大量吃喝，尽量避免食用影响情绪的食物，例如咖啡、茶、油炸食物等。

准妈妈也要特别注意食物的选择，避免长期重复摄取某种食物，比如牛奶、乳制品、鸡蛋、芝麻等食物，以免引起迟发性过敏反应。常见症状有失眠、焦虑、头痛、肌肉关节酸痛等。饮食中甜食和肉食太多都容易造成局部肌肉抽筋，过多使用化学药物容易出现发炎、过敏等现象，会增加心理的不适，加重尿频，从而影响情绪。

6.妊娠水肿饮食调理

妊娠水肿，主要是由于准妈妈的内分泌发生改变，致使体内组织中水分及盐类滞留。另外，如果取仰卧位，增大的子宫压迫盆腔及下肢的静脉，阻碍血液回流，使静脉压增高，因此水肿经常发生在肢远端，以足部及小腿为主，特别是从事站立工作的准妈妈更为明显。另外，营养不良性低蛋白血症、贫血和妊娠高血压综合征也是产生水肿的原因。严重时遍体水肿，伴有疲劳、沉重、气短、喘气、尿量减少等症状。如在妊娠晚期，仅见脚部浮肿，且无其他不适者，为妊娠后期常见现象，可不必做特殊治疗，产后可自行消失。

对母婴的影响

孕期水肿一般多为凹陷性水肿，紧张性水肿甚为少见。按体素能否觉察，又分为显性水肿和隐性水肿。

妊娠5—6个月时，大多准妈妈会出现足背或小腿凹陷性浮肿，白天劳作时出现，夜间休息至次晨自然消失。此种浮肿一般不超过膝关节，化验尿液无异常，属妊娠生理性浮肿，不需药物治疗。如经休息，浮肿仍未消退，且大腿、腹壁、阴部甚至全身都浮肿，则属病态，应及时就医。如浮肿伴高血压，尿中查出蛋白，则要警惕合并妊娠水肿或轻度妊娠高血压综合征，应立即治疗，以防产前子痫而危及生命。

推荐食材

鸡胸肉、蛋、虾、西红柿、柚子、草莓、葵花子、玉米、稻米、大豆、菠菜、核桃仁。

每天进食足够量的蔬菜、水果，蔬菜和水果具有增强机体免疫力、解毒利尿、加强新陈代谢的作用。

关键营养素：蛋白质、维生素C、钙、铁、锌、镁。

每天要保证足量的蛋白质摄入。特别是水肿时，要摄入优质的动物类蛋白和豆制品。每周注意准确测量体重，以便及早发现隐性水肿，如果体重每周增长超过0.5千克，表明体内有水钠滞留。

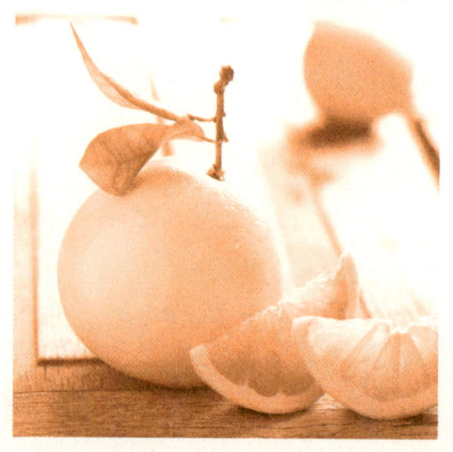

相关宜忌

准妈妈注意不吃难消化和易胀气的食物。如油炸的糯米糕、白薯、洋葱、韭菜等，以免引起腹胀，使血液回流不畅，加重水肿。同时要控制水分的摄入。妊娠水肿期间，饮水过多容易积水助湿，加重水肿。冬瓜、西瓜等瓜果含有丰富的钾和果糖，具有利尿作用，可以减少体内的水分。

平时准妈妈的饮食应以清淡为主，不要吃过咸和过甜的食物。过咸的食物容易使水钠滞留，过甜的食物容易积甘助湿，导致水肿加重。不必无盐饮食，但切不可过咸，避免食用腌肉、泡菜、腐乳、话梅等高盐食物。

7.妊娠高血压综合征饮食调理

一般来说，妊娠高血压综合征在孕早期表现得不明显，易被人忽视。一般发生在妊娠20周或24周以后，随分娩而消失。在过去，称之为"妊娠中毒症"。表现为高血压、浮肿、蛋白尿以及突然的体重上升等症状，严重的可发生抽搐、昏迷，甚至发生母婴死亡。妊娠高血压综合征的发病原因，一般认为与内分泌系统的改变有关，主要是肾素——血管紧张素——醛固酮——前列素系统功能失调。主要与膳食营养素摄入不平衡，热能、动物脂肪摄入过高，血脂明显增高，而蛋白质、各种维生素、矿物质摄入量不足或缺乏有关。

对母婴的影响

重度妊高征可导致胎盘缺血，影响胎宝宝发育。胎宝宝体重较轻，胎盘逐渐发生退行性变或自溶；由母体进入胎宝宝体内的营养不足，使胎宝宝有缺氧、窒息的危险；胎盘供血不足、胎盘功能减退，可使胎宝宝发育迟缓，死胎、死产或新生儿死亡发生率增加。

准妈妈容易出现水肿蔓延、头晕、失眠，发展到严重阶段可发生子痫(抽搐昏迷)或合并心力衰竭、肾功能衰竭、全身性出血，导致死亡；重度妊高征使准妈妈较长时间处于全身小动脉痉挛状态，疾程拖延时间越长，遗留高血压后遗症如慢性高血压、视物模糊的机会就越多；血压越高，越易造成产后虚脱、胎盘早期剥离、产后情况差，甚至可以造成终身高血压。

推荐食材

新鲜蔬菜、新鲜水果、全脂奶、酸奶、土豆、鸡猪肝、蛋、瘦牛肉、豆浆、豆腐。

要多吃禽肉，鱼类和大豆类食物，提高蛋白质的质量，补充由于妊娠和妊娠高血压综合征所致的血清白质下降，保证胎宝宝的正常发育。禽肉、鱼类蛋白质中含有丰富的蛋氨酸和牛磺酸，能通过影响血压的调节机制，使尿钠排出量增加，从而抑制钠盐对血压的影响；大豆蛋白质能降低胆固醇，对心血管具有保护作用。这些食物中还含有多种不饱和脂肪酸和必需脂肪酸，有益于脂质的代谢。

关键营养素：蛋白质、维生素 C、维生素 B_{12}、叶酸、铁、膳食纤维、钙。

膳食脂肪提供的热能不超过总热能的 30%，且要少吃动物性脂肪，用植物油代替。植物油脂不仅可提供胎宝宝生长发育所需的脂肪酸，而且还具有协助清除体内多余脂肪的作用。

相关宜忌

对准妈妈来说，最好的预防方法就是维持良好的营养状况。尽量做到每日食用牛奶、大豆及其制品、海产品等含钙丰富的食品。多吃鱼肉、牛羊肉、禽类、蛋类，还有水果和蔬菜。同时控制钠盐的摄入量。烹调时少用食盐或酱油，每日摄入食盐约 2—5 克或酱油不超过 10 毫升。不吃过咸的肉和菜，如咸肉、火腿、咸鸡(鸭)蛋、咸鱼、腌菜、榨菜、雪里红、酱菜等含盐量高的食品，以减少水钠滞留，不吃碱或苏打制作的食物。

注意不吃、少吃高热量的食物。减少食用含脂肪多的食物，如油炸食品、猪肉、动物油、黄油糕点等，适当控制蛋白质的摄入。患妊娠高血压综合征同时肾功能较差的准妈妈，必须适当控制蛋白质的摄入量，否则会增加肾脏的负担。减少甜食和含水淀粉高的食品，如冰淇淋、糖果、米、面类等。减少零食，如花生、瓜子、小食品等。

8.妊娠糖尿病饮食调理

随着生活水平的提高和饮食习惯的改变，糖尿病准妈妈在妊娠期及分娩时，由于新陈代谢变化复杂，对糖尿病难以控制。准妈妈糖耐量有时高，有时低，以致胰岛素的需求量也跟着变化。妊娠糖尿病包括妊娠合并糖尿病和妊娠期糖尿病。妊娠期糖尿病指妊娠期才出现和发现的糖尿病和糖耐量异常的情况。糖尿病准妈妈易受感染，而且感染后病情较为严重，其中泌尿系统、皮肤和肺部尤易患病。糖尿病为遗传疾病，此类准妈妈的下一代患此病的可能性较大。妊娠糖尿病需要有效地控制，早发现、早治疗，可以减少准妈妈患病的概率。

对母婴的影响

本病对母婴影响严重，容易引起准妈妈自然流产、早产、合并妊娠高血压综合征、感染、羊水过多等症状。如不能有效治疗，准妈妈常会发生酸中毒症状，导致胎宝宝死亡或脑神经纤维受损。糖尿病患者的胎宝宝发生畸形的概率很高，新生儿成活率也较正常人低，胎宝宝常伴有高胰岛素血症，出生后常会发生低血糖反应。

糖尿病妈妈妊娠期若出现内分泌失调，便会导致血糖偏高，这些糖通过胎盘进入胎宝宝体内，胎宝宝正常胰腺组织分泌的胰岛素将这些糖转化为多余的脂肪和蛋白质，导致胎宝宝体重过重，往往产生巨大胎宝宝，增加难产发生的概率。

推荐食材

牛奶、鸡蛋、瘦猪肉、其他肉类及内脏、豆腐、蔬菜、米、植物油、带皮苹果。

增加蔬菜和水果的摄入量。蔬菜和水果中含有大量的水溶性维生素和矿物质，还含有丰富的可溶和不可溶膳食纤维，能降低肠道胆固醇的吸收，并能增加饱腹感。

关键营养素：钙、铁、膳食纤维、果胶、磷、维生素E、维生素C。

为了弥补过量尿糖及供应胎宝生长，需要较多的碳水化合物，同时需用适量的胰岛素，以保证碳水化合物的利用。每日每公斤体重约需40千卡，胖者应低于这个标准。

相关宜忌

一般轻型糖尿病准妈妈，可以通过饮食控制，适当控制碳水化合物的摄入，蛋白质及脂肪摄入基本照常。经过反复调整，保持糖尿病阴性至(十)左右，能从事日常工作和劳动，又无饥饿感即可。

妊娠糖尿病大多数发生在妊娠晚期，大多数准妈妈无任何临床症状，而且空腹血糖多为正常，容易被漏诊。因此，在妊娠期，产科医生、内科医生和准妈妈要密切合作，可以减少胎宝宝畸形和新生儿死亡的概率。准妈妈要每1—2周作一次检查，包括尿酮体及蛋白尿的检查，血压、体重的测定，以及心血管检查。一般患糖尿病的准妈妈应在产前三周左右住院待产，以便更好地控制糖尿病，对胎宝宝进行密切的监护。

9.妊娠下肢静脉曲张饮食调理

孕后期准妈妈在内分泌改变、全身血量增多、胎宝宝压迫骨盆、体重增加等多项原因的相互影响下最易引发静脉曲张。由于受到增大子宫的刺激甚至压迫作用，子宫周围血流量是妊娠前的4—10倍，下肢静脉的静脉瓣就失去了本来的功能，不能阻止血液倒流，从而使血液淤滞在皮肤下面的静脉中。静脉曲张大多发生在大腿和躯干的连接处、膝盖内侧、后侧以及小腿等部位。通常，会在脚面、小腿上、大腿根及外阴处出现一根根状如蚯蚓并沿着皮下静脉蜿蜒而行的紫蓝色条索物，有时还会形成瘤或伴有疼痛。

 对母婴的影响

静脉曲张其实就是血液循环发生障碍所引起的。轻度的静脉曲张只是使准妈妈的腿脚感到有些发胀、钝痛，有时会觉得皮肤瘙痒。

随着症状恶化，准妈妈将逐渐感觉腿部日渐沉重，且常伴有抽筋、麻刺、肌肉痉挛、浮肿、举步困难等症状，有时甚至连行动都有问题。如果形成静脉瘤，不仅会出现酸痛感，步行困难，还容易在受到磕碰时造成出血和感染。不过，静脉瘤大多在分娩结束后随着子宫的自然回缩、静脉血液的回流而逐渐消失。

长时间地坐着会使下肢静脉曲张，增加浮肿程度，严重的还可能并发痔疮和心血管系统的疾病，并可能引起妊娠高血压。

 推荐食材

杏仁、沙丁鱼、鳗鱼、萝卜叶、橄榄油、小麦胚芽、茼蒿、菠菜、芝麻。草莓所含的膳食纤维和果胶能润肠通便，可治疗便秘和痔疮、下肢静脉曲张，还可降低血压和胆固醇。

关键营养素：维生素C、维生素E、B族维生素、锌、铁、钙、硒。

日常饮食缺乏纤维素、维生素C、维生素E时，也易产生血液凝块，阻碍血液循环。维生素E在提高血液循环的同时，还可以预防身体酸化，恢复细胞的功能，使肌肤不至于松懈、干燥和产生皱纹。

 相关宜忌

准妈妈在怀孕3—4个月后，减少站立是预防或减轻静脉曲张的最好方法。睡觉最好采用侧卧位，以免子宫压迫静脉；坚持散步；避免用过冷或过热的水洗澡；还可用枕头等把腿部垫高，以利静脉血的回流；如果出现溃疡和出血应按医嘱，不要自己敷药，以免细菌感染；还可穿上高强度的医疗弹力袜防护，以防静脉血栓和静脉瘤的发生。一般来说，准妈妈的下肢静脉曲张是单纯性的，经过休息和睡眠后，静脉曲张的程度可减轻。如果不见减轻，且水肿逐渐向小腿、大腿、会阴部、腹壁甚至全身发展蔓延，并伴有高血压和蛋白尿，则应考虑是否有妊娠中毒症的可能，尽早去医院检查治疗。

第二章

孕期营养指导

一、一月健康饮食

YUNCHANQI YINGYANG JIANKANG ZHIDAO

1. 准妈妈小讲堂

平衡饮食，少食多餐，多饮水。

每天保证摄取74—78克的蛋白质及足量的钙。

避免进食容易引起胃灼热、消化不良、胀气及其他不适宜孕期的食物。

远离烟、酒(包括葡萄酒及啤酒)。

保证充足的休息。

适量做一些简单的运动。

及时小便。

采用非药物即自然方法控制呕吐及肠胃不适。

事先找好医生，一旦出现阴道出血，以及类似腹部疼痛或月经痉挛等不适症状时，及时与医生取得联系。

准妈妈的身体变化

这一阶段由于胚胎很小，母体的激素水平较低，准妈妈通常没有不适的感觉。此时期子宫大小与未怀孕时大小基本相同，只是会稍软一点。

胎宝宝的发育情况

精子和卵子结合后，受精卵从输卵管进入到子宫，接着便会在子宫内着床，开始发育。受精卵在前八周尚未发育成人形，称为胚胎。

怀孕第三周，胚胎发育到0.5—1厘米，重量还不到1克，长有鳃弓和尾巴，就如同一条透明的小鱼漂浮在一个毛茸茸的小球之中，小球的内部充满了适宜胚胎生长的液体。

准妈妈易出现的症状

在怀孕的第一个月中，很多准妈妈往往并不知道自己其实已经怀孕了。较为敏感的妈妈可能会有低热、畏寒、困倦、慵懒及嗜睡等症状，没有经验的准妈妈往往会误以为自己患了感冒。此时切记一定不可乱用药物，否则易导致胎宝宝畸形。

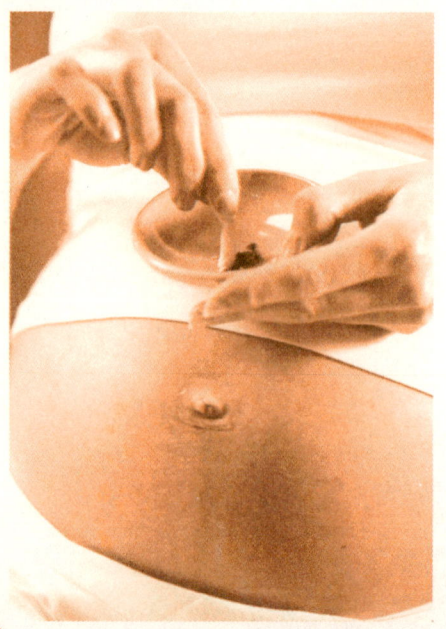

第二章 孕期营养指导

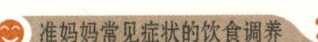 准妈妈常见症状的饮食调养

准妈妈应及早确认自己是否已经怀孕,并开始注意日常的饮食细节。

❶ 需尽早开始补充叶酸。

❷ 适宜多食富含优质蛋白质的食物。

❸ 宜多食新鲜水果,补充适量的维生素C,以此来增强准妈妈的身体抵抗力。

 适宜准妈妈食用的食物

❶ 富含叶酸的食物:生菜、菠菜、芦笋、小白菜、动物肝脏、麸皮面包等。

❷ 富含优质蛋白质的食物:鱼类、乳类、蛋类、肉类和豆制品等。

❸ 水果:草莓、香蕉、橙子、橘子等。

 忌多食用温热补品

一些准妈妈常服用人参、桂圆之类的补品,希望胎宝宝发育得更好,出生后又健康、又聪明。其实,这类补品对准妈妈和胎宝宝均是弊多而利少的,有可能造成不良后果。

❶ 准妈妈容易出现"胎火"。

中医学认为,女性妊娠期间,月经停闭,脏腑经络的血都集中于中任以养胎,母体处于阳气相对偏盛、阴血偏虚的状态,所以准妈妈容易出现"胎火"等不良症状。

❷ 准妈妈容易出现高血压、水肿。

进入妊娠期,准妈妈由于心脏负担加重,血液量明显增加,阴道壁、子宫颈和输卵管等部位的血管也处于充血、扩张状态,此外,再加之内分泌功能旺盛,分泌更多的醛固酮物质,从而易导致出现因钠潴留而产生的高血压、水肿等不良后果。

❸ 准妈妈容易出现便秘、胀气。

准妈妈因为胃酸分泌量减少,胃肠道功能变弱,进而会出现胃部胀气、食欲不振以及便秘等不良症状。

❹ 准妈妈常服温热补品易引起各种不良症状。

准妈妈若经常服用温热性的补品、补药,会导致阴虚阳亢,由于气盛阴耗、气机失调、血热妄行,还会导致孕吐加剧、高血压、水肿、便秘等诸多不良症状,严重者甚至会导致流产或死胎等。

所以,准妈妈不宜长期大量地服用或随便服用鹿茸、人参、鹿胎胶、桂圆、鹿角胶、阿胶等温热性的补品。

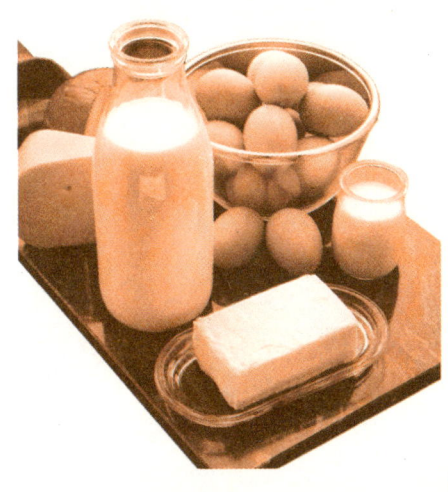

2. 饮食追踪

孕期第 11 天

宝宝骨骼的钙化从现在开始,并将持续发育六周左右。宝宝的牙齿与骨骼的形成都需要大量的钙与磷,为此,准妈妈要保证日常摄入大量奶制品、绿色多叶的蔬菜及动物蛋白质,或服用钙、磷补充剂。

孕期第 14 天

准妈妈要保证自己和胎宝宝的健康。不要吃生鸡蛋或表壳破裂后煮熟的鸡蛋,因为细菌(例如引起食物中毒的沙门氏菌)会从蛋壳及破裂处渗入并穿透鸡蛋的内膜,食用后会使细菌进入体内。

准妈妈若想要肠胃舒服些,可以经常吃些烤面包片、饼干,或是高淀粉的食物,例如土豆、谷物、全麦面包、豌豆及干豆等。平时也要饮用大量的水。此外还要避免服用药物及食用令自己觉得恶心或不舒服的食物。

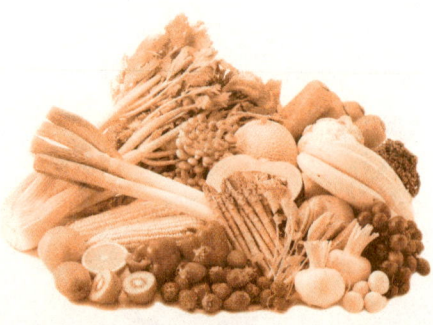

孕期第 16 天

食用新鲜蔬菜时,不宜将菜用沸水煮熟,否则蔬菜的大部分养分都会流失到水里而失去固有的养分。妊娠期内,若准妈妈喜欢煮熟的青菜而不是蒸熟的青菜,那么,在烹制过程中便应该注意,加水时只要加入不至于让青菜烧焦的分量(大约为 1/4 杯)就行了。

孕期第 18 天

在整个怀孕期间,胡萝卜是准妈妈获得维生素 A 的最佳选择。其做法多样,可以将胡萝卜蒸熟、磨烂、剁碎或榨汁后食用,这些方法都可以使胡萝卜中富含的维生素 A 被人体吸收,但怀孕期切忌过量食用胡萝卜,否则会对胎宝宝不利。

孕期第 23 天

准妈妈此时会很想吃某些食物,但同时也会发现某些食物让自己感觉很不舒服。妊娠期间经常会出现消化不良、胃部灼热、肠气和饱胀不顺等症状。

准妈妈应该将会使自己消化不良的食物记录下来,在自己感觉稳定之前不要接触这些食物。

孕期第 24 天

妊娠过程中,饮食是最重要的营养来源。绿色多叶的蔬菜是准妈妈及胎宝宝获得维生素 C、核黄素、铁元素等必需元素的重要来源。

蛋白质能够为胎宝宝身体组织的发育提供所需的氨基酸。准妈妈妊娠期间每天需要补充 74—78 克的蛋白质。鸡蛋、牛奶、谷物、鱼类、豆类、多叶蔬菜都是摄取蛋白质的极佳食物。对于非素食者而言,每天两份约 60 克的动物蛋白及两份蔬菜的食物(尤其是豆类),即可以满足每天蛋白质的需求量。

素食者为满足胎宝宝对蛋白质的需求,可制定如下菜谱,包括:花生蛋白质搭配小麦、燕麦、玉米、大米或椰子;大豆蛋白质搭配玉米、黑麦、小麦或芝麻;多叶蔬菜搭配谷物;豆类蛋白质搭配谷物。

孕期第 28 天

用粗粮做成的谷类食物(比如小麦、燕麦及玉米)是准妈妈摄取 B 族维生素的有效来源,同时搭配牛奶食用,能够补充足够的蛋白质。

3. 应对早孕反应

在怀孕 1 个多月的时候,准妈妈会挑食、偏食,并伴有轻度恶心、呕吐等症状,这就叫早孕反应。孕吐是早孕反应中最常见的一种症状,其形式和程度会随着准妈妈的身体差异而呈现出不同的表现。轻度的孕吐反应,一般在妊娠三个月左右即会自然消失,对身体无大的影响,也不需要特殊治疗,只要保持情绪稳定,适当休息,注意调节饮食就好。

但是有的准妈妈妊娠反应较重,甚至会出现剧烈且持续性的呕吐,这是由于准妈妈精神过度紧张,神经系统不稳定所造成的,对母亲和胎宝宝的健康影响很大,在医学上被称为"妊娠剧吐"。应及时就医,避免出现全身困倦无力、消瘦、脱水、少尿甚至酸中毒等危重病症。

以下是我们提供的几种可以缓解孕早期的恶心、呕吐的方法:

方法一:一般准妈妈在怀孕的初期都喜欢吃酸味的食品如橘子、梅子干、泡菜等。所以准爸爸以及家人可以多准备一些这类食品。准妈妈在口味上可以尽量选取自己想吃的东西,多喝水,多吃富含维生素的食物,这样还可以防止便秘,因为便秘会加重早孕反应。另外,尽可能多地更换准妈妈的就餐环境,这样能激发准妈妈的食欲。由于孕早期(前 3 个月)胎宝宝生长缓慢,并不需要太多的营养,所以准妈妈食欲不振时家人投其所好就好。

方法二:妊娠恶心、呕吐多在清晨空腹时较重,为了减轻孕吐反应,准妈妈可多吃一些较干的食物,如烧饼、饼干、烤馒头片、面包片等。如果准妈妈孕吐十分严重,还要注意多吃蔬菜、水果等偏碱性的食物,以防酸中毒。准妈妈的进食应以少食多餐为好,基本上可以每隔 2—3 小时进食

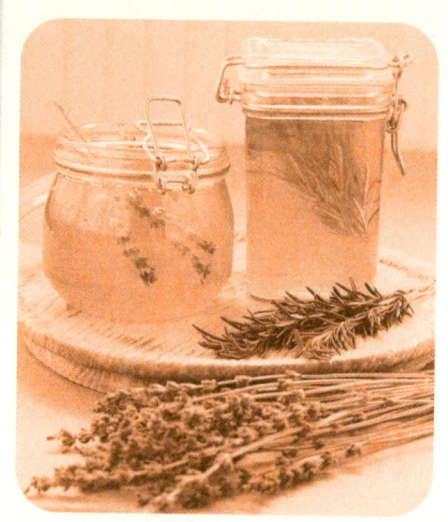

一次。

方法三：饮食调理对于缓解孕吐十分重要，因为孕初的3个月是受精卵分化最旺盛的时期，也是胎宝宝各种器官形成的关键时期。这个时期准妈妈的膳食原则应以清淡、少油腻、易消化为主，如面包、饼干、牛奶、藕粉、稀粥、蜂蜜及各种新鲜水果等。要避免食用过于油腻的食品，因为汤类和油腻类食物最容易引起恶心或呕吐，所以在进餐时不要过多喝汤、饮料和开水，也要避免吃油炸或难以消化的食物。

方法四：进食以后，准妈妈最好卧床休息半小时，这样可使呕吐症状减轻。孕吐往往在晚上症状会较轻，所以这时准妈妈的食量要增加，食品要多样化，必要时可在睡前适量加餐，以满足准妈妈和胎宝宝的营养需要。家人要鼓励准妈妈进食。准妈妈

进食后万一呕吐，不用紧张，可以做做深呼吸，听听音乐，或到室外散散步，然后再继续进食。

4.准妈妈忌吃四种鱼

准妈妈应多吃鱼。因为鱼中蛋白质的含量远远高于肉类，并且属于优质蛋白质，易消化。此外鱼中还含有丰富的维生素A、维生素D以及大量的矿物质。鱼肉不仅可以预防心血管病，而且有利于胎宝宝神经系统的发育。然而，不同种类的鱼体内会积聚不同量的汞，汞是一种对人体有害的天然元素，汞进入准妈妈体内之后，会破坏胎宝宝的中枢神经系统，从而影响胎宝宝的大脑发育。胎宝宝在母体吸收过量的汞，会影响脑部神经发育，导致将来学习能力缺陷，并出现智力发育迟缓等后遗症。因此美国食品和药物管理局提醒准妈妈及计划怀孕的女性，要避免吃鲨鱼、鲭鱼王、旗鱼及方头鱼这四种鱼，因为这四种鱼的汞含量非常高。不过，如果准妈妈吃了这几种鱼，也大可不必惊慌，因为吃这些鱼的危害在于汞的长期积累，偶尔吃一顿两顿是没有关系的。但是准妈妈要保证未出世宝宝的健康，目前最好的方法就是避免吃这四类鱼。

值得注意的是，金枪鱼因为汞的含量少而未被列入准妈妈禁食的范

围,但有负责制定汞管理条例的人士认为,女性在怀孕期间吃太多罐装的金枪鱼也是不好的,有些地区已经规定孕期女性每星期吃金枪鱼的量不能超过198克。

同时美国环境工作团体还指出了准妈妈可安全食用的海产品,包括人工饲养的鳟鱼、鲶鱼、虾、太平洋三文鱼、黄鱼、中大西洋蓝蟹及黑丝蟹鱼等。购买鱼类时,最好买活鱼,其次要看产地,远离工业区的鱼类体内污染物质较少。准妈妈尽量吃不同种类的鱼,不要集中吃一种,每周平均吃鱼量只要不超过340克就不用担心汞的摄入量超标。

5.准妈妈可多吃嫩玉米

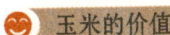

玉米的价值

玉米中的维生素含量非常高,是稻米、小麦含量的5—10倍。同时,玉米中含有大量的营养保健物质,包括糖类、蛋白质、脂肪。除胡萝卜素外,玉米中还含有核黄素、维生素等营养物质,这些物质对预防心脏病、癌症等疾病有很大的作用。在当今被证实的最有效的50多种营养保健元素中,玉米就含有鲜钙、谷胱甘肽、维生素 B₁、镁、硒、维生素 E 和脂肪酸等营养元素7种,可谓是超级营养品。经测定,每100克玉米能提供近300毫克的钙,几乎与乳制品中所含的钙差不多。丰富的钙可起到降血压的功效,如果每天摄入1克钙,6周后血压能降低9%。玉米中所含的胡萝卜素被人体吸收后能转化为维生素 A,具有防癌作用;天然维生素 E 则有促进细胞分裂、延缓衰老、降低血清胆固醇、防止皮肤病变的功能,还能缓解动脉硬化和脑功能衰退等症状。研究人员指出,玉米含有的黄体素、玉米黄质可以防止眼睛太早老花。此外,多吃玉米还能抑制抗癌药物对人体的副作用,刺激大脑细胞,增强人的记忆力。

嫩玉米的价值

玉米的营养价值很高,但用老玉米粉做成食物后损失的营养成分会很多。而嫩玉米中营养物质基本没有损失,嫩玉米的水分、活性物、维生素等各种营养成分也比老玉米高得多,因为老玉米在贮存过程中,玉米的营养物质含量会快速下降。

所以,对准妈妈来说,吃嫩玉米好处很多。嫩玉米粒中丰富的维生素 E 有助于安胎,可用来预防习惯性流产、胎宝宝发育不良等。另外,嫩玉米中所含的维生素 B₁可有效地刺激准妈妈的食欲,促进胎宝宝发育,增强神经系统的功能。嫩玉米中还含有丰富的粗纤维,适宜准妈妈中妊娠便秘者食用,这能加速致癌物质和其他毒物的排出,可起到缓解病情的作用。

6. 准妈妈进食要细嚼慢咽

人在进食时慢慢咀嚼食物，可以使消化液的分泌增多，这对人体摄取食物中的营养十分有利。人体将食物的大分子结构变成小分子结构，有利于消化吸收，这种变化过程是靠消化液中的各种消化酶来完成的。咀嚼食物引起的胃液分泌比食物刺激胃肠而分泌的胃液量大很多，且持续时间更长。可见，咀嚼食物对消化液的分泌起着重要作用。吃得过快、食物嚼得不精细，就不能使食物与消化液充分接触，而食物未经充分咀嚼就进入胃肠道，与消化液接触的面积会大大缩小，从而影响到食物与消化液的混合，会使相当一部分食物中的营养成分不能被人体吸收。此外，有时食物咀嚼不够充分，还会加大胃的消化负担，甚至损伤消化道黏膜，使消化液分泌量减少，增加患肠胃病的可能。

根据准妈妈的口味变化，煮、蒸、炒、焖、炖等烹调方法都很合适，也可以用凉拌的方法满足准妈妈清淡的口味要求。但是，最好不要用油炸、油煎、火烤等烹调方法，因为这些方法会使食物加热的温度过高，许多营养物质被破坏。

7. 准妈妈吃水果要适量

不少准妈妈喜欢吃水果，甚至还把水果当蔬菜吃，她们认为这样既可以补充维生素，还可以使将来出生的宝宝皮肤白净，健康漂亮。然而，专家指出胎宝宝的皮肤颜色是受父母遗传基因影响的，与父母皮肤好坏有直接关系，并不是由妈妈孕期吃的水果量来决定的，准妈妈的这种想法缺少证据。但不可否认的是，准妈妈多吃水果对自己和胎宝宝都是有很大好处的，水果中富含维生素，常食用水果的人，体内是不会缺乏各种维生素的。更重要的是，这对宝宝大脑的发育很有利。虽然多吃水果益处多，但也不应该毫无节制，食用过量对宝宝也会有害。因为水果中纤维素含量并不高，而蔬菜中纤维素含量却很高，如果过多地摄入水果，而不吃蔬菜，就会减少纤维素的摄入量。如果准妈妈吃太多很甜的水果，把水果当正餐来食用，容易导致体内血糖升高，可能会引发妊娠期糖尿病。所以，准妈妈食用水果要适量。

二、二月健康饮食

1. 准妈妈小讲堂

叶酸可保障胎宝宝神经系统及大脑的发育。

每天至少摄入240毫升水,以保持均衡的饮食。

适度运动可增强骨盆肌肉力量,使全身处于健康的状态。

保持油性皮肤清洁,滋润干性肌肤。

避免静脉曲张。

摄入充足的叶酸、维生素B_5、维生素B_{12}及铁,以保障体内血液量的增加。

适宜戴承托力强的胸罩,以锻炼胸肌且防止乳房下垂。

保证充足的休息和睡眠。

睡觉前可适量吃些点心,能够增加糖分的摄入,避免晨吐。

远离烟酒和药品,限制每天咖啡因的摄入量。

准妈妈的身体变化

孕二月,准妈妈会伴随着正常的妊娠反应,怀孕之初的惊喜被随之而来的不适逐渐代替,不过不要太过担心,这些都是孕早期特有的现象。准妈妈此时的子宫已经有鹅卵般大小了,比未怀孕时稍微大了一点点,但腹部表面还没有增大的迹象。

胎宝宝的发育情况

孕二月是胎宝宝内脏和脑部形成、分化的时期,此时胎宝宝所需的营养也越来越多,该时期准妈妈必须摄入更多的必需脂肪酸、优质蛋白质及各种矿物质和维生素,以保证胎宝宝健康发育。

准妈妈易出现的症状

这段时间,准妈妈食欲下降,身体慵懒发热,情绪不稳,恶心呕吐,心情烦躁,乳头时有阵痛,乳晕颜色变暗,乳房发胀。一些准妈妈甚至会出现鼻出血、头晕、心跳加速等症状。

准妈妈常见症状的饮食调养

孕二月,因为出现了一些常见的早孕反应,准妈妈的不适感趋向明显化,食欲变差。准爸爸此时需要更用心地搭配妻子的饮食,适当增加可以减轻早孕呕吐的饭菜,以保证准妈妈的正常进食。

❶ 准妈妈需要注意补充叶酸。

❷ 准妈妈需要多食用一些能够

开胃健脾、使心情愉悦的食物。饮食适宜清淡，要易消化。

❸ 准妈妈应多补充优质蛋白质、水分、必需脂肪酸及维生素、矿物质。

适宜准妈妈食用的食物

❶ 具有开胃健脾功效的食物，如苹果、石榴、枇杷、鲈鱼、白萝卜、白菜、冬瓜、红枣、山药等。

❷ 多吃各种新鲜的蔬菜、水果，如胡萝卜、西红柿、白菜、茄子、葡萄、橙子等。

❸ 枸杞子、杏仁均富含丰富的矿物质，可冲泡饮用。

2. 饮食追踪

孕期第30天

适宜食用鸡蛋，其含有多种维生素及矿物质，一个鸡蛋含有6克高质量的蛋白质。

孕期第31天

大豆含有合成蛋白质所必需的所有氨基酸，而胎宝宝脑细胞的发育需要充足的蛋白质。

孕期第32天

牛奶中富含蛋白质、磷、钙、维生素A及维生素D。在整个妊娠期间，每天至少需要补充400国际单位的维生素D，以此来帮助肠胃吸收钙元素。在整个孕期内，低脂奶及脱脂奶是避免卡路里及脂肪过量的最佳选择，饮用全脂奶可能会导致准妈妈胆固醇升高。

孕期第33天

此段时间，准妈妈若看到食物仍然感觉不舒服或饭后有不适感，那么则要避免进食油腻、辛辣的食品，也不要接触浓烈气味，如油烟味及香烟味。适宜吃些淀粉类的食物，比如土豆或面食。

在整个妊娠期间，每天需要摄取700—800国际单位的B族维生素。半碗米饭或意大利粉即能满足每天对B族维生素需求量的10%。

孕期第34天

饮食中含有的脂肪能够使正常人保持皮肤及头发的健康，同时需要避免体内温度过高或过低，保养身体及器官，并在体内碳水化合物衰竭或缺乏时提供能量储备。但是，一些准妈妈的饮食中含有过量的脂肪，为避免摄入过量的脂肪，可以改食无脂肪或清淡的食品。咸肉、糕饼、油炸品和雪糕均含有大量的脂肪。

孕期第35天

为了保证胎宝宝持续健康发育，准妈妈每天需要摄入1.6—1.7毫克的核黄素。1杯脱脂奶或1杯深绿多叶蔬菜汁或含脂2%的牛奶，即能够为人体提供每天核黄素摄入量的25%—30%。

孕期第 36 天

在整个妊娠期间,早餐是不宜多食用肉食的。咸肉、猪肉肠及早餐肠均含有高达 50% 的脂肪。

 孕期第 37 天

烟酸能够促进所有系统健康正常地运作。孕期内所需烟酸的摄取量与蛋白质的摄取量是一致的。

 孕期第 38 天

维生素 B_{12} 有促进神经系统生长、保护神经纤维及产生血红细胞的功能。在整个妊娠期间,建议每天摄取 4 毫克的维生素 B_{12}。日常的饮食之中只要正常进食鸡蛋、肉类及奶制品,即能够保证维生素 B_{12} 的正常供应。而对于素食者而言,可以通过补充添加了维生素 B_{12} 的豆奶来补充维生素 B_{12}。

 孕期第 39 天

巧克力和咖啡中均含有可可成分,所以其均含有咖啡因。若准妈妈在孕期不能完全避免咖啡因的摄入,那么则必须控制好每天的摄入量,以每天 2 杯咖啡以下或相等用量为宜。

 孕期第 40 天

葡萄糖引起的新陈代谢有可能是引起晨吐的一个主要原因。为了让葡萄糖水平在早上不至于下降得过低,建议准妈妈每天临睡之前吃些清淡的小点心(例如烤面包),应避免食用高脂肪食品及煎炸食品。

胎宝宝牙齿的正常发育需要大量的钙质,这段时间准妈妈需要进食大量含钙的食物,例如核桃、椰菜和沙丁鱼等。如果条件允许,可以用牛奶来代替咖啡、茶或苏打水。若喝不惯牛奶的话,试着用其他富含钙质的食品代替,同时还要注意多喝水。

 孕期第 42 天

为了促进母体对维生素 A 的吸收,建议每天摄取 10—15 毫克的维生素 E,维生素 E 有助于防止维生素 A 和饱和脂肪酸的氧化及老化。日常饮食中,约有 60% 的维生素 E 可以直接从蔬菜、人造黄油、色拉调味料及酥油中获得。1 茶匙的不饱和油(橄榄油、红花油、油菜子油、玉米油或棉子油)至少含有 15 毫克的维生素 E(每天需求量的 100%)。

每天摄取 2.5—2.6 毫克的维生素 B_6。动物肝脏、肉类、蔬菜及全麦谷物都是获取维生素 B_6 的天然来源。此外,维生素 B_6 还可以帮助准妈妈控制晨吐。

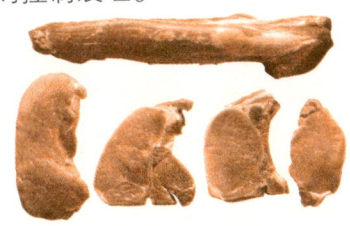

孕期第 44 天

胎宝宝骨骼及牙齿的发育需要大量的钙质。准妈妈每天需要钙质 1 200 毫克,牛奶及奶制品中均含有丰富的钙质:一杯脱脂奶含 269 毫克的钙,一杯含 2%脂肪的牛奶可含有 352 毫克的钙,一杯酸奶则含有 272 毫克的钙。

孕期第 45 天

准妈妈的身体需要足够的维生素 B_6、维生素 B_{12}、铁质及氨基酸来制造红血细胞及血浆。通常食用蔬菜、肉类及全麦谷物,或通过相应的补充剂来获取上述营养元素。

孕期第 46 天

在整个妊娠期间,建议准妈妈每天摄取大约 5 000 国际单位的维生素 A,所有橙色、黄色及深绿色蔬菜均富含维生素 A 或胡萝卜素(可以在身体内转化成维生素 A 的抗癌物质)。

孕期第 47 天

和前几个星期一样,饭后准妈妈还会感受到胃部有灼热感,并伴随有消化不良的感觉。

在这一时期,对于可能让准妈妈产生恶心感觉的食物都要尽量远离,某些食物在平时也许可以接受甚至很喜欢,但在这一特殊时期也有可能会引起反感。准妈妈应及时记录下这些变化,从而决定在孕期对这些食物的取舍。

孕期第 51 天

在怀孕时期,要注意避免食物的营养流失。因此,烘焙瓜果时,为避免营养成分的流失,可连皮一起烘焙。

孕期第 52 天

钾是维持心跳、避免细胞脱水、促进肌肉收缩及神经细胞移动的重要元素,每天摄取 1 875—5 625 毫克的钾是安全适当的。不建议服用钾补充剂。妊娠期间要补充钾元素,最好的途径就是食用香蕉。有些人认为香蕉放在冰箱里几天后会变得比较成熟。其实,香蕉放在冰箱里,虽然表皮变黑了,但果肉并没有变化。

孕期第 54 天

果皮或干花泡出的茶大部分都含有营养元素,并且不含咖啡因等物质。如果准妈妈有喝咖啡或茶的习惯,妊娠期间可用此茶来代替。

孕期第 56 天

现如今的胎宝宝身长 25.4 毫米,重 1—3 克。

到今晚上床就寝时,准妈妈拥有自己的宝宝已经两个月了,身体也有了一些变化。准妈妈现在的子宫相当于一个网球或一个中等橙子的大小。体内胎宝宝随时都在发生着变化,而且这种变化是十分惊人的。但是,准妈妈基本没有什么感觉,再过 2 个月就可以感觉到宝宝的存在了。

3. 益智健脑关键期

准妈妈的饮食与胎宝宝的健脑关系极大。现代营养学家们指出,准妈妈在怀孕期间的饮食非常重要,它直接影响胎宝宝的生长发育,特别是大脑的发育。大脑的发育在胎儿期共有两次高峰,第一次在妊娠三四个月内,第二次在妊娠七个月到足月。

大脑质量的50%—60%是脂肪,而且绝大部分是不饱和脂肪。不饱和脂肪主要来源于植物类食物,富含植物脂肪的食物有:小米、玉米、荞麦面、芝麻、花生仁、核桃仁、甘薯、马铃薯、各种瓜子、大豆及其制品等。其中核桃仁所含脂肪的主要成分是亚麻酸,准妈妈常吃核桃仁能满足胎宝宝成长所需的营养,但不能吃得过多。

油酸甘油脂这种油脂正是胎儿大脑和视觉功能发育所必需的营养成分,其中的微量元素锌和锰是脑垂体的重要成分。亚麻酸的正常摄入应在怀孕前三个月开始,如果准妈妈没有足够的供给,胎宝宝就无法形成健康的大脑,而神经系统一旦形成,就再也无法修补,可能会导致宝宝成人以后,患有注意力缺陷、多动性障碍、焦虑、发脾气、睡眠不好、记忆力差等症,而且精神失调的概率是常人的6倍。

4. 准妈妈要充分补水

补充水分对准妈妈来讲是必不可少的。因为准妈妈自身水分含有量与胎宝宝生存所需要的羊水量有直接的联系。在准妈妈的体液循环系统中,羊水占很重要的一部分。为了胎宝宝的正常生存,羊水每3—4个小时就得完成一次循环,这就势必要求准妈妈多喝水,以加快体液循环和羊水循环。尤其是羊水偏少的准妈妈更要注意摄入大量的水,以保证胎宝宝的健康成长。

对于准妈妈来讲,喝水还有其他的作用。大量喝水,大量排尿,能有效地缓解阴道炎、尿道炎。这是因为尿液从体内排出的时候,可以冲刷尿道,清理有害的病菌。尤其是对于有尿道不适,白带发黄症状的准妈妈来讲,喝水可以有效地预防这类病情的发生。

5. 准妈妈喝水五注意

准妈妈喝水有诸多的好处,但是喝水也有一定的技巧和原则。对准妈妈来说,正确的饮水方法应该是每隔两小时喝一次水,一天保证8次。在怀孕早期每天摄入的水量以1 000—1 500毫升为宜,孕晚期则最好控制在1 000毫升以内。

第一,喝水要从平常做起。如

果等到口渴的时候才喝,说明细胞缺水已到了一定的程度。口渴不是缺水的开始,而是大脑中枢发出要求补水的救援信号。

第二,不要喝久沸的水。久沸的水中含有大量的亚硝酸银、亚硝酸根离子以及砷等有害物质,会导致血液中的低铁血红蛋白结合成不能携带氧的高铁血红蛋白,可能引起血液中毒。

第三,孕妇也不能喝在热水瓶中贮存超过24小时的开水。因为自来水中的氯与水中残留的有机物相互作用,会产生一种叫"三羟基"的致癌物质,随着瓶内水温的逐渐下降,水中含氯的有机物会不断地被分解成为有害的亚硝酸盐,对准妈妈身体的内环境极为不利。

第四,准妈妈绝对不能喝被工业生产中的废水、废气、废渣等污染物污染过的水,这样的水即使经过高温煮沸,水中的有毒化学物质仍然存在。

最后要注意的是,茶叶不要泡在保温杯中,因为茶水中含有大量的鞣酸、茶碱、芳香油和多种维生素等,如果将茶叶浸泡在保温杯中,多种维生素被大量破坏而导致营养成分减少,茶水苦涩,有害物质增多,饮用后会引起消化系统及神经系统的紊乱。

6. 素食妈妈要用心

素食妈妈要注意摄取牛磺酸这一营养物质,因为牛磺酸与准妈妈和宝宝的视力有着非常密切的关系。一般牛磺酸都存在于肉类中,素食中主要含有的是大量的维生素以及微量元素,而缺少牛磺酸。

科学家用怀孕的猫做了试验,研究表明牛磺酸食用量增加,会有助于幼猫视力的正常发育;反之,如果孕猫的牛磺酸食用量明显减少,则幼猫会出现视力反常,视网膜严重退化,严重者甚至会导致失明。所以,素食妈妈对此要特别用心。

为了准妈妈自身和胎宝宝的健康成长,要合理饮食、均衡搭配,以保证牛磺酸的摄入量。

7. 准妈妈营养摄入有限度

营养元素并不是摄入得越多越好,过多的营养素容易造成脂肪囤积,导致肥胖和冠心病的发生。同时,还会使准妈妈的体重过重,从而限制体育锻炼,导致抗病能力下降,这有可能会造成分娩困难。过多的维生素A和维生素D还能引起食物中毒,导致胎儿出现畸形。所以,孕期控制体重的增加和合理饮食都是有讲究的,准妈妈要根据健康饮食的要求安排好一日三餐，而不是盲目地摄入食物，避免因营养元素过量而造成各种麻烦。

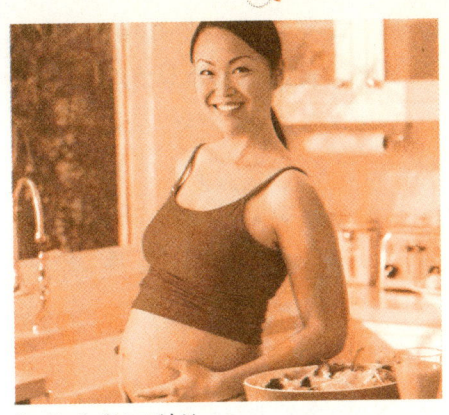

8. 酸性食物要适量 >>>

准妈妈在孕期第二个月常会出现恶心、呕吐等妊娠反应。中国民间历来常用酸性食物来缓解孕期呕吐，甚至有用酸性药物止吐的方法。其实这种方法并不可取，研究指出，酸性食物和药物是导致畸胎的两大元凶。长时间地食用酸性物质不仅容易使准妈妈患某些疾病，更重要的是影响胎儿正常、健康地生长发育，甚至可能导致胎儿畸形。

9. 晚餐吃多少 >>>

一部分准妈妈在上班期间忙忙碌碌，吃得较随便，到了晚上则大吃特吃，其实这对自身和胎宝宝的健康都是非常不利的。

晚饭是对下午劳动消耗的补充，同时也是对晚上休息时热量和营养物质需求的供应。但是，由于晚饭后准妈妈的活动较少，晚间人体对热量的需求量并不大，特别是睡眠时，只需要少量的热量和营养物质维持身体基础代谢就可以了。所以，晚上准妈妈不要暴饮暴食。如果吃得太多，营养摄入过量，不仅会加重胃的负担，不利于消化食物，还会加重胎宝宝的负担。

三、三月健康饮食

1. 准妈妈小讲堂 >>>

保持营养的摄取，可大量饮水，注意充分休息，及时小便。

铁是保证血红细胞发育及血量变化的重要元素，因此要注意铁元素的充分摄取。

每天适量运动，防止子宫受到震动，避免体重过重。

拒绝二手烟及酒精、药物。

减轻或避免静脉曲张和便秘。

保养肌肤并控制体重增长，可防止或减少妊娠纹的生成。

在变换姿势时要缓慢，避免出

现晕眩感觉，特别是在刚起床时，以及泡温泉或冲热水澡之后。

注意在这一时期会随时感觉到胎动。

如果阴道分泌物出现异常，要及时与医生沟通。

禁止私自服用任何药物(例如头痛药)。

准妈妈的身体变化

这一时期的准妈妈还会继续孕吐，子宫相当于拳头那么大，准妈妈仍旧会有情绪波动，并且便秘的可能性较大。

胎宝宝的发育情况

到怀孕3个月底时，胎宝宝身长7.5—9厘米，体重20克左右。这时胎宝宝的尾巴完全消失，可清晰辨认出眼、鼻、口、耳等器官的形状，足、手的生长发育也已成熟。内部脏腑进一步发育，外阴部、肾脏逐渐形成，胎宝宝的尿道形成，并具有排泄功能。

准妈妈易出现的症状

❶ 尿频与便意感

怀孕3个月的准妈妈子宫大小如拳头，随着子宫的增大，膀胱会不断受到压迫，因此，当膀胱中积累了一定量的尿液时，准妈妈就会产生尿意，从而导致频繁上洗手间，造成尿频。同时，大肠也会出现类似状况。准妈妈怀孕3个月后，因子宫上升到腹腔内，从而解除了子宫对膀胱以及大肠的压迫，频繁上洗手间的现象随之消失。

❷ 下腹痛

有时，准妈妈会出现两侧腹痛的现象，这一现象通常会在咳嗽、弯腰、打喷嚏或突然站起时出现，这是由于不断变大的子宫拉扯两侧固定子宫位置的圆韧带而引起的。

❸ 腰酸背痛

随着子宫的日趋变大，准妈妈为平衡突起的肚子，有可能向后仰，从而导致局部肌肉的拉扯而引起疼痛感。

❹ 头痛

准妈妈在体内荷尔蒙的作用下，容易引起脑部血流的改变，从而导致准妈妈产生头痛。另外，视力不良、鼻窦炎、睡眠不足、感冒等，也会导致头痛。

❺ 便秘

便秘是准妈妈孕期常见病症之一。

❻ 白带增加

在荷尔蒙的作用下，准妈妈阴道内的酸碱度会发生变化，从而使血管扩张，引发局部湿热，从而导致霉菌感染，其常见症状有局部瘙痒、白带增加、尿频、烧灼感等。霉菌感染通常采用药膏及阴道栓剂进行治疗。

准妈妈常见症状的饮食调养

准妈妈要保证蛋白质、水分、必需脂肪酸、碳水化合物、矿物质和维生素的摄入充足,增强机体免疫力,以防感染。

选择维生素含量丰富的食物,以防便秘。

适宜准妈妈食用的食物

纤维素含量丰富的蔬菜:韭菜、芹菜、豆角、菠菜、胡萝卜、豆芽等。

蛋白质含量丰富的食物:松蘑、口蘑、芸豆、猴头菇、蚕豆、绿豆、海参、牛蹄筋、贝类、牛奶等。

准妈妈饮食六大忌

❶ 准妈妈不宜喝长时间煮的骨头汤。

许多准妈妈喜欢喝骨头汤,而且通常会有一个错误的认识,即煲汤时间越长,汤的味道越好,也可以更有效地滋补身体。

存在于动物骨骼中的钙质是难以被分解的,高温不但不会分解钙质,反而会损坏其所含的蛋白质,而骨头上粘连的肉在长时间高温熬煮下会充分分解出所含的脂肪,导致汤中脂肪含量较高。因此,熬骨头汤的时间不宜过长。

❷ 准妈妈不宜用沸水冲调营养品。

许多营养品,如猕猴桃精、蜂乳精、葡萄糖、多种维生素等加工原材料是奶粉、炼乳、蔗糖、蜜糖等,在高温下其所含的多种营养素极易分解变质。

试验表明,此类营养补品被加热到60℃—80℃时,其所含有的多种营养素就会被分解。因此,若用沸水冲饮此类补品就会降低其营养价值。

❸ 准妈妈要小心过敏性食物。

如果准妈妈不小心食用了过敏性食物,可能会致使胎宝宝畸形、流产或婴儿患病。有些准妈妈因其过敏体质会对某些食物过敏,而这些食物经母体消化吸收后,会从胎盘进入胎宝宝的血液中,从而影响胎宝宝正常的生长发育,也可能直接损害胎宝宝的器官,如肺、支气管等,致使胎宝宝患病或畸形。

❹ 准妈妈不宜吃腌渍食品。

准妈妈应避免吃腌渍食品,如腌肉、香肠、熏肉、熏鱼等,因为腌渍食品所含有的亚硝酸胺会导致胎儿畸形。

❺ 准妈妈不宜生食食物。

准妈妈在食用肉、鱼、蛋等食物

时,不应吃生的或未熟透的。因为这类食物的营养难以被准妈妈吸收,并且其所含病菌有可能未被杀死,从而影响胎宝宝与准妈妈的健康。

❻ 准妈妈不宜食用霉变食物。

在自然界中,霉菌广泛存在,其产生的霉菌素对人体危害极大。准妈妈食用霉变食物有以下危害:

a.影响胎宝宝的正常生长发育。准妈妈在中毒后可能会出现剧烈呕吐、昏迷等症状,有时还会因呼吸不畅而导致缺氧,这些不良因素都会影响胎宝宝发育,甚至导致死胎、流产或先天畸形。

b.孕早期霉菌素可致胎宝宝畸形。孕早期是胚胎处于高度分化、增殖的阶段,在这一时期霉菌素可导致胎宝宝染色体发生畸变或断裂,从而使胎宝宝先天发育不良,出现如先天性愚型、先天性心脏病等病症,甚至还会引发流产或死胎。

c.霉菌素可致癌。霉菌素长时间存在于人体可能导致人体癌变,如黄曲霉毒素可能导致肝癌。

2.饮食追踪

孕期第 58 天

精糖只能为人体提供热量,除此之外对身体没有多少益处,而且精糖与许多疾病都有联系。精糖在食物中的存在极为广泛,如白糖、黄糖、玉米浆、枫叶浆、干果及其他尝起来甜的食物内都含有精糖。

孕期第 59 天

准妈妈在此阶段每天应从饮食中摄取 80—100 毫克的维生素 C,维生素 C 可以促进铁元素的吸收,辅助连结动脉组织的生成,同时它还具有抗氧化作用。在圆椒、鲜橙汁、番木瓜、鲜柚子汁、花椰菜、紫甘蓝和橙子中均含有丰富的维生素 C。

准妈妈应保证水分的充足摄入,但是不能饮用软饮料,因为软饮料中含有大量的糖。

孕期第 62 天

准妈妈应注意钙元素的吸收,因为钙元素是保证胎宝宝骨组织及软骨生长的必备元素,准妈妈每天摄取 4 份含钙食物可补充 1 200 毫克钙质。富含钙元素的食物有牛奶、酸奶、奶酪(特别是意大利熏奶酪、瑞士奶酪和蒙得利奶酪)、鲑鱼、沙丁鱼及花椰菜。

孕期第 63 天

钠元素和钾元素相互作用可调节人体水分,帮助肌肉收缩,保证细胞相互传递消息。人体每天可摄取 1—3.3 毫克的钠元素。有些食物富含营养,但却不利于健康,如含钠最多却也是要避免的食物有:熏肉、腌火腿、泡菜及冻肉等,因为在这些食物中,钠起到的是防腐剂的作用。通常情况下,准妈妈不必控制钠的摄取量。

孕期第65天

硫磺具有稳定人体内蛋白质结构的作用。在头发、皮肤及指甲中含有大量的硫磺。虽然现在还没有摄取硫磺的具体方法,也无法确定体内是否缺少硫磺,但可以适当吃一些梅脯和杏肉来补充体内的硫磺元素。

孕期第66天

蛋白质和B族维生素大量存在于肉类之中。牛肉含蛋白质最丰富的是牛腰肉,其次是牛颈肉。需要注意的是,肉一定要煮熟,以防患上某些疾病。

孕期第69天

准妈妈对铁元素的需求量较大,每天至少摄取18毫克,才能保证体内额外血量的提供及血红细胞的产生。铁元素含量较高的食物有动物肝脏、肾脏、鸡蛋、牛肉、梅脯、全麦面包、绿色蔬菜和葡萄干等。另外,准妈妈可服用补充剂来补铁。

孕期第70天

纯苹果汁(不加糖或防腐剂)中含有丰富的钾、铁、镁等元素,是妊娠期最佳饮料之一。

孕期第71天

妊娠期内的准妈妈应多食用一些干果,保证铁元素的充足,如杏仁(1杯=8.2毫克铁)、葡萄干(1杯=5.5毫克铁)、核桃仁(1杯=9.6毫克铁),而一杯纯果汁只含有0.5毫克的铁。妊娠期准妈妈每天的铁需求量不能少于18毫克。

孕期第72天

卷心菜中含有大量的维生素C,若身体允许,可适当多食用一些,可做成凉拌卷心菜,或和其他绿色蔬菜做成色拉。1小份卷心菜的维生素C含量是24毫克,相当于准妈妈每天对维生素C需求量的1/4。

孕期第75天

维生素C的水溶性强,难以贮存在胎宝宝体内,因此需持续补充。维生素C在新鲜蔬菜中大量存在,生吃更有利于维生素C的补充。

孕期第76天

豆类食品(包括豌豆、干豆和小扁豆)含有丰富的营养素,包括蛋白质、铁、核黄素(维生素B₂)和硫胺(维生素B₁)。1杯豌豆或干豆含蛋白质15—20毫克,是准妈妈

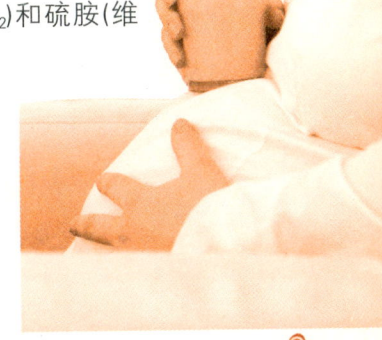

每天对蛋白质需求量的1/4。

孕期第77天

妊娠期间,准妈妈可选择谷物食品作为早餐,既营养又方便。最佳低糖搭配是加了葡萄干的麦麸和糙米饭,此饭含精糖量不到11%。

孕期第79天

此时期若出现便秘现象,应增加饮水量,适量的做些运动,多吃蔬菜和水果以及富含纤维的食物。这时候的准妈妈进食原则应为少食多餐,因为即使自己不饿,胎宝宝也有可能饿。

孕期第80天

甲状腺分泌的甲状腺素具有控制细胞释放能量及用氧的作用。甲状腺素内含有微量的碘元素。食用碘盐或海鲜可以满足人体对碘元素的需求。

孕期第81天

在某些谷物中糖的含量达60%以上。含糖量最少的谷物是碎麦,含量为1%—1.3%,爆米花和玉米精糖含量也很低,在3%以下,准妈妈可以适量食用。

孕期第82天

纤维素有增强肠胃功能及预防肠癌的功效。全麦面包、麦麸、煮熟的豆子及豌豆等都含有丰富的纤维素。准妈妈要多食用这些食物,以保证纤维素的摄入,防止便秘发生。

孕期第83天

锌是人体骨骼组织形成的必需元素,而且是参与DNA及蛋白质合成、免疫反应、维生素A的利用及胰岛素生成的有效元素。建议准妈妈每天摄取20毫克锌。获得锌的最佳来源是动物类食物,尤其是青鱼、牡蛎、蛋黄及牛奶,每天食用2小份就可满足人体对锌元素的需求。

孕期第84天

人体内镁元素含量较少,而且大部分存于骨骼中。建议准妈妈每天摄取450毫克的镁元素。豆类、坚果、深绿色蔬菜、海产品、巧克力、谷物和可可等食物中含有丰富的镁。

3.准妈妈早餐很关键

准妈妈一定要吃早餐。从入睡到起床,是一天中禁食最长的一段时间,这时血糖为3.9—6.7毫摩尔(70—120毫克/升)。人体进入活动状态以后,肌肉开始动用糖分,血糖降到3.3—3.6毫摩尔(60—65毫克/升),人体便会感到饥饿。如无早餐供应补足血糖,肌肉与脑所需血糖必须来自肌肉中的蛋白质,由蛋白质转化为糖以供消耗。但是,肌肉通常无法供应足够的血糖,因此,脑内血糖仍会很低,这时人会出现疲劳、反应迟钝、注意力不集中、精神委靡、学习落后、工作能力降低等症状。因为准妈妈比正常人体质弱一些，如果早餐不吃很容易引起低血糖，严重时会引起头晕。在怀孕初期，还有可能会造成准妈妈流产，所以为了自己和宝宝的健康成长，原来不愿吃早餐的准妈妈也要坚持吃一些。晨起时身体对于营养的吸收是有限的，建议早餐以流体食物为主，少量固体食物为辅。水分的补充很重要，但白开水的营养价值不高，应该饮用牛奶。牛奶中含有大量人体需要的钙、蛋白质和维生素，能够满足人体对营养的需要。早起喝杯牛奶，搭配含有谷物纤维的固体食物，简单又营养。准妈妈还可以直接饮用加了谷物的早餐奶，以满足人体所需的膳食纤维和微量元素。

营养学家指出，准妈妈应多吃些含铁丰富的食物，不能挑食或偏食，以防发生缺铁性贫血，从而危及自己和胎宝宝的健康。如果准妈妈有晨吐现象，可在早上吃几块苏打饼干，过一会儿再吃早餐。准妈妈的早餐应包括面包、鸡蛋或肉类、果汁和牛奶，并且要注意适当吃些新鲜的水果，以保证身体对维生素和其他营养的需求。

4. 准妈妈要多吃粗粮

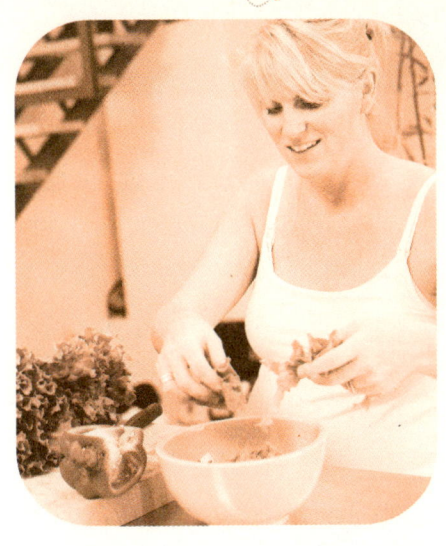

粗粮是相对我们平时吃的精米、白面等细粮而言的，主要包括谷类中的玉米、紫米、高粱、燕麦、荞麦、麦麸以及豆类中的黄豆、青豆、赤豆、绿豆等。由于加工简单，粗粮中保存了许多细粮中没有的营养。比如，含糖量比细粮要低，含膳食纤维较多，并且富含B族维生素，同时，很多粗粮还具有药用价值。

人体中含有铁、锰、钴、铜、锌、碘、钒、氟等14种微量元素(只占体重的0.01%)，这些元素虽然在人体内的比重极小，但却是人体必不可少的，一旦供应不足便会导致一系列疾病，甚至造成死亡。人体必需的微量元素，对准妈妈、哺乳的新妈妈和胎宝宝来说更重要，一旦缺乏会引起更严重的后果。人们在日常生活中要注意不偏食，尤其是准妈妈，应尽可能以"完整食品"(指未经细加工过的食品，或经部分精制的食品)作为热量的主要来源，例如，少吃精制大米和精制面等。因为"完整食品"中含有人体所必需的各种微量元素(铬、锰、锌等)及维生素E、B族维生素等,它们在精制加工过程中常常被损失掉,如果准妈妈偏食精米、精面,则易患营养缺乏症。准妈妈的膳食宜粗细搭配、荤素搭配,不要吃得过精,以免造成某些营养元素吸收不够。比如糙米就十分适合准妈妈食用。每100克糙米胚芽中含蛋白质3克、脂肪1.2克、维生素B_1及维生素B_6各2.5克、维生素E 1.8克、维生素C 50毫克、维生素A 50毫克、烟碱酸250毫克、叶酸250毫克、锌20毫克、镁15毫克、铁20毫克、磷15毫克,营养非常丰富。还有玉米,富含镁、不饱和脂肪酸、蛋白质、淀粉、矿物质、胡萝卜素等多种营养成分,它还富含谷氨酸等多种人体所需的氨基酸,能够促进大脑细胞的新陈代谢,有利于排除脑组织中的氨。黄玉米又称为黄色植物食品,富含镁元素,能够帮助血管舒张,加强肠壁蠕动,从而增加胆汁分泌,促使人体内废物的排泄,有利于身体新陈代谢。玉米富含B族维生素,准妈妈常吃可以预防及治疗口角炎、舌炎、口腔溃疡等核黄素缺乏症。玉米油则富含维生素E,常吃不仅能美容,而且还能增强体力及耐力,能够有效地防治"妊娠巨幼红细胞性贫血"。玉米须煎水代茶饮,有利尿、降压、清热、

消食、止血、止泻等功效,可用于防治妊娠高血压综合征、肝胆炎症以及消化不良等疾病。红薯又称甘薯或者地瓜,富含淀粉、铁、钙等矿物质,是营养全面的长寿食品。其氨基酸、维生素A、B族维生素、维生素C及纤维素的含量都高于大米与白面。红薯含有类似雌性激素的物质,准妈妈食用后能使皮肤白嫩细腻。红薯中含有黏蛋白,是一种多糖和蛋白质的混合物,属于胶原和黏多糖类物质,这种物质能够促进胆固醇排泄,防止心血管脂肪沉淀,维护动脉血管的弹性,从而能有效地保护心脏,预防心血管疾病。所以,红薯是准妈妈的营养保健食品。

5.体重增长有限度

在中国,老人们总是说"一个人吃两个人补",多吃才能生个健康宝宝。为了下一代的健康,准妈妈应该将自身体重问题抛之脑后,尽可能地多吃。但是,体重的过度增加,不仅增添了准妈妈的烦恼,还会给宝宝的健康带来危害。

专家提出,准妈妈体重过高容易引发许多病症,如妊娠期高血压、妊娠期糖尿病及并发症等,还会增加"巨大儿"的概率,难以顺产,使剖腹产可能性相对增大。那么,到底孕期体重增加多少合适呢?美国医学会推

荐：根据准妈妈孕前体重指数[BMI=体重(kg)÷身高的平方(m²)]来计算孕期体重增加量。BMI<19.8 的准妈妈，孕期总增重量应为 12.5—18.0 千克；孕前 BMI 正常的妈妈们(19.8—26)，孕期体重增长可以为 11.5—16 千克；孕前 BMI 为 26.1—29.9 的准妈妈，孕期体重增长应在 7—11.5 千克。如果孕前 BMI>29.9，那孕期体重增长在 6 千克以上就行了。在孕期的 10 个月里，体重的增加并非按照时间顺序均等平摊。只有讲究科学，遵循孕期体重"增长曲线"的规律才能保证妈妈和宝宝的健康。

下面简单介绍一些准妈妈控制体重的方法：

❶ 在家里准备一个体重测量计，随时掌握体重变化情况。

❷ 一日三餐，一定要有规律。

❸ 多吃一些绿色蔬菜。蔬菜本身不但含有丰富的维生素，而且还有助于体内钙、铁、纤维素的吸收，以防止便秘。

❹ 可以用小盘子盛装食物或者实行分餐制。避免用大盘子盛装食物，准妈妈面对一大盘子美味的诱惑可能会失去控制力。

❺ 少吃油腻食物，多吃富含蛋白质、维生素的食物。

❻ 吃饭细嚼慢咽，切忌狼吞虎咽。

❼ 尽量少吃零食和夜宵，特别是就寝前 2 小时不要再吃东西。

❽ 别为了怕浪费而吃过多食物。怀孕期间尤其不要这样，以免食物没浪费却增加了体重。

四、四月健康饮食

1.准妈妈小讲堂

如果准妈妈胃口不错可适当多吃一些，但需注意少食多餐，并尽量选择脂肪含量低的食物。

要保证每天有充足的休息时间，多喝些水并做适量运动。

因为维生素不易贮存，因此应尽量挑选含有丰富维生素的食物食用。

不要憋尿，如果有便秘的情况可在医生的指导下循序渐进地调整。

不应过于劳累，注意避免或减轻背痛和静脉曲张。

如果吸烟的话，应及时戒烟，并远离生活中的二手烟。

多注意自己的皮肤护理，以防产生妊娠纹。

运动幅度不应过大，如起床之后，

要小心缓慢地变换姿势，以免头昏。

注意自己的体重情况。

如果有发热及其他疾病出现，应及时与医生取得联系。

😊 准妈妈的身体变化

就一般情况而言，这时期已经很少再有孕吐的情况出现了，食欲有所增加。

便秘与尿频的情况也逐渐减少或消失。

胎宝宝逐渐长大，已经可以从外表上大略看出"大肚子"的情形。

身体的基础体温下降，到生产前都会保持身体低温状态。

😊 胎宝宝的发育情况

妊娠15周后期，胎宝宝身长约16厘米，体重约120克。

这个时候的胎宝宝已经出现了一个"小人"的模样，也可以看出性别了。

身上开始长出胎毛，肌肉和骨骼也越来越发达。

手、脚已经可以做一些微小活动，身体内的内脏发育基本上已经完成。

有着活泼的心跳，使用超声波多普勒听诊器已经可以听到胎宝宝的心音。

😊 准妈妈易出现的症状

这个时候已经形成了胎盘，也减少了流产的可能性，可以说进入到比较安定的阶段了，孕吐的情况基本不会再出现，但要注意容易出现贫血。

😊 准妈妈常见症状的饮食调养

为了满足胎宝宝快速发育的骨骼与内脏的营养需求，须要补充更多的优质蛋白质、锌、钙、植物脂肪等营养素。

😊 适宜准妈妈食用的食物

保证铁元素的充足摄入，瘦肉、豆类、动物肝脏、红糖、绿叶蔬菜、蛋类等都含有丰富的铁元素。

富含蛋白质的食物有瘦肉、鱼、蛋、豆制品、乳类等。

牡蛎、大豆、海蜇、牛奶等含有丰富的钙、锌、蛋白质、植物脂肪。

主食要粗细粮搭配。

😊 有益于胎宝宝脑发育的食物

❶ 谷粮类

a.谷类：大米、玉米、糯米、黄米等谷类有着基本相同的构成，含有丰富的蛋白质、纤维素、矿物质、脂肪及维生素。特别是玉米，富含脂肪、蛋白质、维生素、糖类和矿物质，还含有充足的胡萝卜素，利于智力的发育。

b.麦类：小麦、大麦、燕麦、荞麦、莜麦都含有丰富的营养成分和自然糖类，也利于胎宝宝的智力发育。

c.豆类：大豆及其制品中含有丰富的赖氨酸、谷氨酸、天门冬氨酸等利于大脑发育的营养物质，有着不可忽视的健脑作用。

d.油类:芝麻含有丰富的蛋白质、脂肪、钙、铁、磷。芝麻油中约有80%是不饱和脂肪酸,利于人脑发育。此外,每100克花生中含有45克脂肪、26.5克蛋白质、20克碳水化合物及粗纤维、铁、磷、钙等。而花生脂肪中组成脂肪酸的花生酸、曲酸、棕榈酸、来曲酸等,都利于大脑的发育。

❷ 肉类

牛肉中含有丰富的蛋白质,几乎占有20%,大约比猪肉多出3.3%,比羊肉多出10%。而蛋白质中的各种氨基酸种类丰富,有着合理的结构,称之为"完全蛋白质",是传统意义上的健脑益智食品。牛肉中还含有丰富的脂肪、各种维生素及钙、铁、磷等。

兔肉中蛋白质、钙、铁、磷的含量很高,又含有少量的胆固醇和脂肪。各种维生素的含量也很丰富,还包括少量的卵磷脂和部分氨基酸,有利于益智健脑。

鸡肉中含有丰富的蛋白质、脂肪、钙、铁、磷及各种维生素。其中,蛋白质的含量要多于牛、羊肉中的含量。

鹌鹑中也含有丰富的营养物质,包括蛋白质、脂肪、钙、铁、磷及各种维生素,利于大脑发育。

❸ 水产品类

鱼类中含有的多种营养物质都利于人脑的发育,尤其是其中的牛磺酸,可促进人体吸收更多的氨基酸及微量元素,利于人脑发育,是理想的健脑食品。

虾、贝、牡蛎、墨鱼等也是很好的健脑食品。虾中含有丰富的蛋白质、脂肪、碳水化合物、钙、铁、磷等矿物质及各种维生素,虾米和小虾皮中含有丰富的钙和蛋白质;贝类种类繁多,常见的包括田螺、赤贝、蛤蜊、海螺等,这些贝类含有丰富的B族维生素及钙、磷、铁等矿物质,对胎宝宝的大脑发育有着至关重要的作用;墨鱼、牡蛎也含有丰富的蛋白质、矿物质、脂肪等,利于大脑发育,是理想的健脑食品。

海带、紫菜、裙带菜等含有丰富的碘和营养素。孕期的准妈妈如果有意识地补碘,对胎宝宝的智力发育有

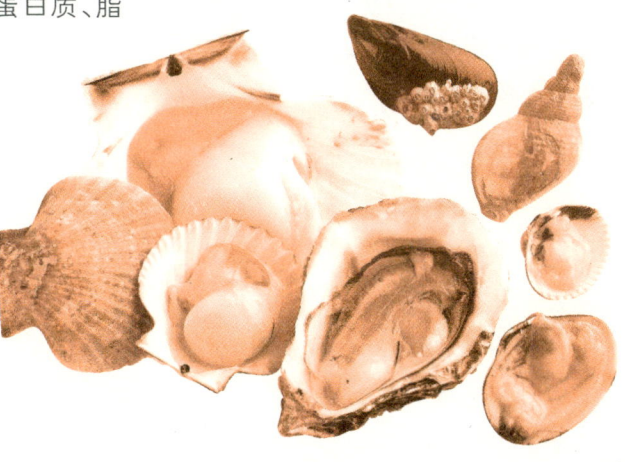

着明显的作用。3—5个月的胎宝宝正处于大脑发育的临界期，很依赖母体内的甲状腺素，一旦准妈妈体内没有足够的碘，则会导致胎宝宝的甲状腺素合成不足，对胎宝宝的大脑发育有着难以想象的严重后果。有调查表明，我国约有90%的痴呆患者是因为缺碘而造成的。

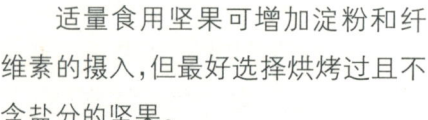

2. 饮食追踪

孕期第87天

适量食用坚果可增加淀粉和纤维素的摄入，但最好选择烘烤过且不含盐分的坚果。

孕期第88天

一般贩卖的透明包装的坚果虽然比较容易辨别其质量，但易受光的影响。最好的选择是真空包装的坚果，因为它阻挡了光线和空气。常见的坚果包括腰果、杏仁、花生、核桃等，这些坚果都富含蛋白质，但要注意的是其中也含有大量脂肪。

孕期第90天

西瓜和哈密瓜可以多食用一些，因为其中富含维生素A和维生素C。一半直径为8厘米的哈密瓜就可以为人体提供一天所需的维生素A。而一个西瓜的1/8提供的维生素A也可以满足人体每天对维生素A的需求量。

孕期第94天

食用杏仁干和黄色蔬菜是获得维生素A最好的食物来源。一份南瓜或一份番茄都可以为人体提供丰富的维生素A，接近日需求量的3倍，杏仁干也有同样丰富的维生素A。须注意的是，一旦摄取的维生素A的含量超过现有需求量的5—10倍，就可使人中毒。因此，最好最安全的方法就是通过适量的食物代替补充剂来补充体内所需的维生素A。

孕期第95天

可以食用一些种子类果菜食物，如豌豆和大豆，其中含有丰富的蛋白质和铁。

孕期第96天

咖啡煮沸后会出现一种苦味的鞣酸。如果准妈妈真的想品尝些咖啡，需要注意的地方如下：不将咖啡煮沸，以免咖啡中产生大量的鞣酸；尽量保持咖啡和沸水最少的接触，最好用滴水法；渗滤后的咖啡最好立即去掉渣滓。即使完成以上步骤，也请各位准妈妈每日咖啡饮用量控制在2杯以内。

孕期第99天

如果食用水果不太方便，可以适量选择一些果脯，其中含有丰富的天然糖分以及不少于新鲜水果的矿物质与维生素，且便于携带。

孕期第100天

圆椒中含有丰富的维生素C，适合准妈妈食用，生食可以考虑制成色拉，煮过的圆椒虽然会流失一些维生素，但也是利于健康的，可以加在豆子、汤、煎蛋卷、肉饼里食用。

孕期第101天

沙丁鱼可以很好地补钙，80克的沙丁鱼干中含有钙350毫克，而准妈妈每天对钙的需求量为1200毫克。

孕期第102天

为了自己和胎宝宝的健康，也为了保护环境，请各位准妈妈不要食用煎炸食品。

孕期第104天

维生素A可以促进皮肤健康及骨骼的生长。番茄汁中含有丰富的维生素A。一杯番茄汁所提供的维生素A大约是准妈妈日需求量的2/5。

孕期第105天

土豆是准妈妈在孕期内喜爱且价格便宜又营养丰富的食物，烤过或带皮煮的土豆基本上没有脂肪，并含有相应的热量、蛋白质、烟酸等。土豆与牛奶等制成的土豆泥则含有维生素A、蛋白质及相应的脂肪和热量。

孕期第106天

孕期需要铁元素来保证血液的增加和红细胞的形成，这对胎宝宝的成长有着重要的作用。准妈妈这时候可以喝些梅子汁，酸甜可口，且含有比其他果汁更多的铁元素。

孕期第107天

虽然各种罐头食品含有较少的脂肪和较多的碳水化合物，但是罐头食品往往为达到色鲜味美和长时间保存的目的，会添加一定的添加剂，如色素、香精、防腐剂、甜味剂等，虽然所用剂量不多，但长期大量食用不利于身体健康，甚至还会出现流产、早产或胎宝宝畸形等严重后果。因此，为了自身和胎宝宝的健康，应尽量食用新鲜蔬果。

孕期第108天

如果准妈妈想尝试即饮饮料，那就应该选择葡萄汁、杏仁汁、青柠汁、柠檬汁、葡萄柚汁、橙汁和红酱果鸡尾酒(不含酒精)等含有碳水化合物少脂肪含量又少的饮料。

孕期第109天

一杯煮熟的麦片含有大量的蛋白质、铁及维生素B_1。而现食麦片营养价值不高，为了自己和未来宝宝的健康，每天多花5分钟就可以吃到营养丰富的麦片奶粥。

孕期第110天

奶酪很适合孕期中的准妈妈食用，原因在于其中含有丰富的营养物质,奶酪同牛奶中的营养物质大部分相同,还含有和肉类相同的蛋白质,从价格上比较,奶酪也更实惠些。

孕期第111天

孕期中的准妈妈最好用新鲜的调味品而不是精盐,这样适量地控制对盐的摄取,可有效缓解孕期的浮肿状况。

3. 补钙关键期

由于胎宝宝发育所需要的钙全部来源于母体,从而导致怀孕期间准妈妈的身体会流失大量的钙元素。也就是说,准妈妈体内现有的钙有相当一部分要进入宝宝体内。当准妈妈钙摄入不足时,会对胎宝宝及准妈妈自身产生较大的影响:轻度缺钙时,机体会调动母体骨骼中的钙来保持血钙的正常;严重缺钙时,准妈妈会出现腿抽筋的现象,甚至会引起骨骼软化症。准妈妈体内钙缺乏不仅会导致自己的身体出现不良反应,还会对胎宝宝的生长发育产生不良影响。在准妈妈体内钙吸收不足的宝宝出生后容易出现颅骨软化、骨缝宽、囟门闭合延迟等异常症状。科学调查显示:一个成熟胎儿体内约含钙30克。考虑到在孕早、中、晚期,胎宝宝日均积累量分别为7毫克、110毫克和350毫克,加上母体钙代谢平衡对钙的需求量为300毫克/日,以及人体对食物钙的吸收率为30%。因此,《中国居民膳食营养素参考摄入量》推荐孕中期女性摄入钙值为每日1000毫克,孕晚期为每日1200毫克。然而调查显示,我国准妈妈的实际膳食钙摄入量仅为每日500—800毫克。按此标准,目前我国许多准妈妈的钙摄入量是不足的。因此,准妈妈在怀孕时期及时、足量地补钙是非常重要的。

4. 准妈妈如何补钙

食补

通过均衡饮食结构进行补钙,不仅是最安全最合理的补钙方式,也是更易为人们所接受的补钙方式。在怀孕期间,准妈妈可多吃些含钙丰富的食物,如奶和奶制品、动物肝脏、蛋类、豆类、坚果类、虾皮、芝麻酱、紫菜、海产品、山楂及一些绿色蔬菜。通过饮食补钙的方式是很好的,但要注意饮食的搭配,防止钙与某些食品中的植酸、草酸结合,形成不溶性钙盐,以致钙不能被母体充分吸收利用。菠菜、竹笋等食物含植酸和草酸丰富,所以不要将这些菜与含钙丰富的食物一起烹调。准妈妈每天早、晚喝牛奶各

250克，就可补钙约600毫克，再加上多吃含钙丰富的食物，如骨头汤、鱼、虾等就能满足准妈妈怀孕期间每日钙的摄入需要了。

药补

如果通过饮食还不能满足准妈妈每日身体所需的钙摄入量，那么可在医生指导下服用补钙产品。但是，每次服用钙的剂量不要过大，准妈妈可以把600—800毫克的钙剂分成2到3次服用，一次服用尽量不要超过500毫克。目前国内常见的补钙产品及其钙含量分别为：碳酸钙含钙40%、氯化钙含钙27%、碳酸氢钙含钙23%、柠檬酸钙含钙21%、乳酸钙含钙13%、葡萄糖酸钙含钙9%。一般来说，钙制剂标明含钙量有两种方式：一种是含钙化合物的量，另一种是含钙元素的量。准妈妈在购买钙产品时，应注意产品包装上标明的以钙元素计算的钙含量。但单以钙含量作为选择钙制品的标准是片面的，还要兼顾其溶解度、吸收利用度以及价格、口味等，如维生素D是钙磷代谢最重要的调节因子之一，因此在钙片中应适量添加维生素D以增加钙的吸收。但准妈妈也得注意，维生素D不宜服用过多，服用过多的维生素D会造成人体中毒。此外，准妈妈补钙要适量，摄入钙过多会影响身体对铁等其他营养素的吸收，会导致准妈妈便秘和高钙血症，甚至导致结石。

5.注意补铁

铁是人体内制造血红蛋白的重要元素。准妈妈怀孕之后，由于体内原本储备不足，而机体对铁的需求量日趋增大，加上吸收率低，会导致对铁的需求量明显增加。如果准妈妈在怀孕期间铁摄入量不足，就会造成缺铁性贫血，减弱其机体的抵抗力，严重影响胎宝宝的生长发育。

一般情况下，准妈妈贫血的标准为血红蛋白低于100克/升、红细胞少于每立方毫米350万。导致准妈妈贫血的主要原因有三个：一是女性怀孕后，母体内需血量比未孕时约增加45%，故怀孕期间对铁的需求量也会相应的增加，整个孕期需增加600毫克左右；二是胎宝宝自身造血及身体的生长发育都需要大量的铁，整个孕期胎宝宝需铁400毫克；三是分娩时的出血及婴儿出生后的乳汁分泌也需要准妈妈在孕期储备一定量的铁，整个孕期约需200毫克。

食物中铁的营养价值与吸收率有关，而动物性食物中的铁比植物性食物中的铁更容易被人体所吸收。如动物肉及肝脏中铁的吸收率为22%，鱼为11%，鸡蛋黄中的铁与磷、蛋白质吸收率仅为3%，大豆为7%，大米则只有1%。因此，经常食用动物肝脏、肉类、虾、蟹、豆类等食物是防治准妈妈缺铁性贫血的好方法。如果含铁丰富的食物与蛋白质及维生素C一起摄取,铁的吸收会更好。

6. 选择补铁食物

准妈妈在怀孕期间应该注意膳食的调配,有意识地食用一些含铁丰富的食品如蔬菜、动物肝脏、肉类、鸡蛋等,其中以猪肝的含铁量最高。此外,瘦肉、紫菜、海带等也含有一定量的铁元素。需要注意的是:在补充含铁食物时,应避免与牛奶、茶叶同服,最好与含维生素C丰富的水果等同服,因为维生素C能够提高铁的吸收率。

在铁的摄入量仍然不足时,准妈妈也可在医生指导下服用铁剂。一般服用铁剂10天左右,贫血症状就会开始逐渐减轻;连续服用2—3个月,贫血症状会逐渐消失。准妈妈最好在服用铁剂的同时加服100毫克的维生素C,这样更有利于铁的吸收。要注意,服药应坚持,不可间断,而且在贫血症状消失后还应继续服药1—2个月,但此时每天服药1次即可。

7. 重视补碘

甲状腺对胎宝宝脑和神经细胞的发育起着重要作用,碘也会直接影响胎宝宝神经组织的发育,特别是对胎宝宝大脑皮质中主管语言、听觉部分的分化和发育有直接影响。因此,准妈妈在怀孕期间缺碘不仅会给自身造成危害,还会影响胎宝宝,导致胎宝宝生长缓慢,甚至生长停滞,特别是患地方性克汀病(甲状腺功能低下的一种严重后果)的准妈妈更会给胎宝宝的生长发育带来严重危害。在胚胎3—5个月的时候,神经组织分化旺盛,若此时缺碘,就会影响胎宝宝大脑皮质的发育,使大脑重量减轻,从而出现智力低下、聋哑或痴呆儿。此外,准妈妈缺碘还可能生出身材矮小、小头低耳位等异常儿。学者们认为,引起大脑发育不良,以致智力障碍,缺碘是主要原因之一。因此,准妈妈孕期应有意识地增加碘的摄入量。

8. 小心补充维生素类制剂

一部分准妈妈唯恐胎宝宝维生素摄入量不足,每天服用许多维生素类药物。在胎宝宝的发育过程中,维生素是不可缺少的,但是盲目补充维生素只会对胎宝宝正常的生长发育造成影响。医学家对准妈妈提出忠告:过量服用维生素A会影响胎宝宝大脑和心脏的发育,诱发先天性心脏病和脑积水;如果维生素D摄入过多,则会导致特发性婴儿高钙血症,表现为囟门过早闭合、鼻梁前倾、主动脉窄缩等畸形症状,严重的还伴有智商减退;如果准妈妈长期服用大量维生素C,会导致婴儿出生之后患上维生素C缺乏性坏血症;如果准妈妈怀孕期间大量服用维生素K,则可能使新生儿出现生理性黄疸。

五、五月健康饮食

1. 准妈妈小讲堂

不应该做过于繁重的工作,可以想一些办法尽量防止背痛。

睡觉时尽量左侧睡,一旦感觉疲倦应及时休息。

选择衣物应选择宽松舒适的。

注意周围环境的温度,应经常呼吸新鲜空气,保证室内空气的流通,远离有污染的环境。

如果出现不适的感觉,应及时与医生联络,咨询处理意见。

防止尿路感染。

饮食方面要保证充足的营养供应,补充充足的铁元素,避免出现贫血。

不要让自己出现血糖过高或过低的情况,应少食多餐,血糖低的话应随身携带糖果补充糖分。

要注意腿脚抽筋的情况;缓解足踝、腿及手部水肿的状况。

避免出现便秘,防止生痔疮。

准妈妈的身体变化

这时期因为胎宝宝的不断长大,准妈妈的子宫也随之变大,从外表看,肚子已经很明显了,皮下脂肪增厚,胸围与臀围变大,体重增加。这个时期不会再出现孕吐的情况了,身心稳定。

可能已经有准妈妈感觉到轻微的胎动,也可能会出现肠胃不舒服的情况。

胎宝宝的发育情况

满五个月的胎宝宝身长大约有25厘米,体重大约在250—300克之间。

头大概会占身长的1/3,五官的外形越来越明显,头发、指甲也开始生长。

肺部已经开始发育,身体的四肢及体内的循环系统、泌尿系统开始形成,心跳逐渐增强,力量也有所加大。

骨骼和肌肉得到进一步发育,胎宝宝更加灵活地进行手足运动,准妈妈已开始感觉到胎动了。

准妈妈易出现的症状

随着胎宝宝的不断成长,对营养的需求量也越来越大。若准妈妈体内的铁元素不足，不但会使自己出现贫血状况，而且不利于胎宝宝的健康。

准妈妈常见症状的饮食调养

应保证摄入充足的营养，如钙、铁、蛋白质等。可选择含有丰富脂质和可预防各种感染的食物，帮助提高身体免疫力。

适宜准妈妈食用的食物

含有丰富蛋白质的食物：肉类、蛋、鱼虾、牛奶、豆制品等。

含有丰富脂肪的食物：芝麻、核桃、桂圆、栗子、香菇、黄花菜、虾、鹌鹑、鸭、鱼头等。

可以预防感染、帮助提高机体免疫力的食品有赤豆、冬瓜等。

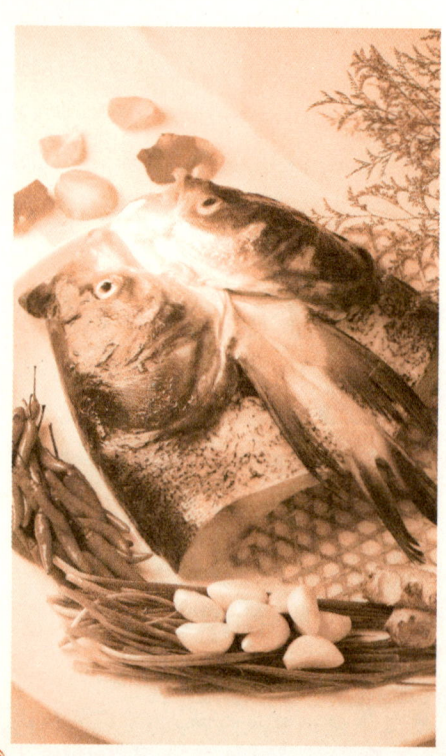

准妈妈不应单吃精米面

如果准妈妈在较长的一段时间内只吃精米面，则很容易出现准妈妈及胎宝宝维生素和微量元素缺乏的情况。

准妈妈缺乏微量元素的危害

对准妈妈和胎宝宝来说，保证所需的微量元素十分重要，一旦缺乏各种微量元素，就会引起如流产、早产、畸胎、死胎等严重后果。

相对于精加工的食品来说，没经过细加工或经过部分加工的食品，含有更丰富的营养元素，更利于准妈妈和胎宝宝充足的营养补给。所以，准妈妈可以多食用一些谷物和面粉。

2.饮食追踪

孕期第114天

胎宝宝骨骼和牙齿的发育依赖于钙元素的多少。虽然新鲜的绿叶蔬菜的含钙量要少于牛奶及奶制品，但多叶的深绿色蔬菜含有大量钙元素。

可以自制萝卜汁、蒲公英汁或甘蓝汁，每次1杯，每天3—4杯，这样就可以保证每天充足的钙。

孕期第115天

玉米可以为准妈妈提供足量的维生素，玉米在摘取之后，其中的糖分就逐渐开始转化成淀粉，所以新鲜玉米应尽快食用。可以将玉米放在开水中煮15分钟，因为玉米凝结了其中的营养物质，味道和口感都很好，也有较高的营养价值，适宜准妈妈食用。需要注意的是煮玉米时不要加盐，以免玉米过硬影响口感。

孕期第 119 天

准妈妈可以选择食用各种肉类、鸡蛋和芝士，其中含有身体需要的饱和脂肪，而不饱和脂肪可以从各种坚果或种子类食物中获得，这些脂肪对准妈妈的动脉及心脏都有保护作用。但不应选择热带的各种食物，因为有些食物如椰子，虽然含有丰富的饱和脂肪，但蛋白质含量较少，所以不应食用过多。

孕期第 120 天

准妈妈获取纤维素的最佳食物来源是坚果，但是不应该选择过咸或经过染色的坚果，因为其中可能含有化学物质，不利于身体健康。

孕期第 121 天

为了自身的健康和胎宝宝的安全，减少喝咖啡的次数是每个准妈妈都应了解的。如果准妈妈真的想品尝一点美味的咖啡，就要注意咖啡平时的储存，将咖啡放入密封的容器，再放入冰箱，这样可以很好地保持咖啡的新鲜度和自身的香气，而一遇到空气就会消失的咖啡醇是咖啡香气的主要来源，所以对于只能品尝适量咖啡的准妈妈来说，应该选用新鲜的现磨咖啡，才不会浪费难得品尝的机会。

孕期第 123 天

蛋白质有益于身体健康，但是摄入量一定要保持在医生建议范围内，具体每天应摄入多少可向医生询问。

孕期第 125 天

高脂食物包括西点、黄油、油条、熏肉等。因此当准妈妈食用这些食物的时候，摄入的不仅仅是蛋白质，还包括脂肪。1小包薯条含12克脂肪和220卡路里的热量。

孕期第 128 天

孕期最适宜饮用的饮料是果汁。通常情况下，一杯"纯正果汁"含有1/2的果汁，一杯"果汁饮料"含有1/4果汁，一杯"水果饮料"含1/10的果汁。

水是人体的重要组成部分，所以妊娠期内有效的身体机能和良好的健康离不开水分。因此建议准妈妈每天饮用6—8杯果汁或水。

孕期第 132 天

胎宝宝长到今天，他的心脏已经非常强壮了，通过听诊器可以清楚地听到他的心跳声。

3. 合理增加饭量

大部分女性在得知自己怀孕后，

就努力开始加大饭量,希望借此来满足胎宝宝的营养需要。很多人还会说,怀孕了就应该吃两人份的饭。其实,准妈妈在怀孕期间即使进食量加倍,也不等于宝宝在自己的肚子里就可以吸收到妈妈比以前多吃的那些食物的全部营养。换句话说,准妈妈多吃的那部分,很可能大都变成了自己身上的肥肉。事实上,胎宝宝的营养是否足够,关键在于准妈妈对食物的科学性选择,而不是靠盲目多吃来达到的。

准妈妈在怀孕期间要多吃富含叶酸、维生素的水果和蔬菜,少吃油炸食品和经食品工业加工处理过的食品,还应保证适量的脂肪供给。

4.切忌暴饮暴食

诚然,准妈妈在怀孕期间要加强营养,但并不是说吃得越多越好。过多的饮食反而会导致准妈妈体重大增,营养过剩,结果对准妈妈和胎宝宝都没有好处。吃得过多会导致准妈妈体内脂肪蓄积过多,导致组织弹性减弱,分娩时易造成滞产或大出血,并且过于肥胖的准妈妈有发生妊娠高血压综合征、妊娠合并糖尿病、妊娠合并肾炎等疾病的可能。

准妈妈吃得过多使胎宝宝也身受其害。一是容易发生难产,胎宝宝体重越重,难产率越高。二是容易出现巨大胎宝宝,分娩时使产程延长,容易影响胎宝宝心跳而导致胎宝宝窒息。胎宝宝出生后,由于胎宝宝脂肪细胞的大量增加,会引起终生肥胖。三是围产期胎宝宝死亡率高。因此,准妈妈要合理安排饮食,每餐最好只吃七八分饱,并可由三餐改为五餐,实行少食多餐的方式。

5.晚餐进食原则

不宜过迟

准妈妈如果晚餐后不久就上床睡觉,不但会加重胃肠道的负担,还会导致难以入睡。

不宜进食过多

晚餐暴食,会使胃机械性扩大,导致准妈妈出现消化不良及胃疼等现象。

不宜厚味

晚餐进食大量蛋、肉、鱼等,在饭后活动量减少及血液循环放慢的情况下,胰岛素能将血脂转化为脂肪,积存在皮下、心膜和血管壁上,会使人逐渐胖起来,容易导致心血管系统疾病。

因此,准妈妈不应过晚就餐,晚餐也以清淡、稀软为好。

6.准妈妈少吃火锅

弓形虫进入准妈妈体内的渠道

有很多，贪食火锅是容易忽略的感染渠道之一。据有关部门检查测定，羊群中弓形虫的感染率为61.4%，猪为0.6%，牛为13.2%，鹅为35%，而狗尤为惊人，达70%以上。弓形虫的幼虫往往藏匿在这类受感染的动物肌肉细胞中，肉眼是无法看到的。人们吃火锅时，习惯把鲜嫩的肉片放到开水中稍稍一烫即拿出来吃，短暂的加热并不能杀死寄生在肉片细胞内的弓形虫幼虫，这样可能使人受到传染，也给母体造成危害。临床资料表明，感染弓形虫的准妈妈，除可出现流产、早产、围产儿死亡外，其妊娠中毒症、产后出血、胎膜早破、产后子宫复位不全及子宫内膜炎的发生率均可见升高。弓形虫可通过胎盘屏障或羊水进入胎宝宝胃肠道而感染胎宝宝，使胎宝宝发生先天性弓形虫病，发育受到不同程度的损害，导致胎宝宝畸形或缺陷。准妈妈感染弓形虫若不进行治疗，约有60%的可能会感染到胎宝宝。胎宝宝的感染率往往随着胎龄的增加而增加，但对胎宝宝的损害以前三个月感染者最为严重，胎宝宝发生感染越早，发生流产的危险性也越大。胎宝宝的多发性畸形表现形式多样，有脑积水、无脑儿、小眼、无眼症等种种怪异病症，部分胎宝宝出生时表面虽无异常，但因脑组织已经受损，待若干年后仍可出现智力迟钝或因视网膜炎而失明。因此，为了使胎宝宝健康发育，准妈妈应重视做好弓形虫病的预防工作。除搞好环境及个人卫生，尽量避免与猫、狗宠物接触外，准妈妈也不宜贪食火锅，偶尔食用时，一定要将肉片烧熟煮透再食用。

六、六月健康饮食

1. 准妈妈小讲堂

准妈妈应该参加分娩准备班。

经常在腹部涂抹润肤露或护肤液以缓解因皮肤拉张而引起的发痒症状。

坚持定期运动，少吃高脂肪食物，保持体重。

预防背痛和腿部抽筋。

经常抬高腿部，可防止脚踝及脚浮肿。注意防止泌尿系统感染。

保证蛋白质和钙的摄入量，以满足胎宝宝骨骼及大脑生长发育的需求。

避免晒太阳时间过长，外出时应使用太阳伞。

准妈妈的身体变化

准妈妈在这个时候子宫变得更大,子宫底高度为18—20厘米。准妈妈的乳房饱满,挤压会有淡黄色稀薄乳汁流出。

准妈妈还可以清晰地感觉到胎动。

胎宝宝的发育情况

长到6个月胎宝宝体重600—700克,身长约30厘米。皮肤表面长出白色胎脂,胎宝宝全身都是皱纹。

头发更长,骨骼更结实,长出眉毛和睫毛。脸形变得清晰,但依然很瘦。胎宝宝的胃肠可吸收羊水,肾脏可排泄尿液。这时通过听诊器可清晰地听到胎宝宝的心跳。并且胎宝宝对母亲细微情绪情感的变化都会敏感地作出反应。

准妈妈易出现的症状

由于母体血量循环增加,因此准妈妈易患生理性贫血,还容易感到疲劳。另外,还会出现浮肿、便秘等情况。

准妈妈常见症状的饮食调养

准妈妈要保证营养摄取均衡,特别是要增加蛋白质、钙、铁的摄入量,以满足胎宝宝与母体的需要。

应控制盐分的摄入量,可防止浮肿症状的加重。

此阶段准妈妈应多吃含丰富纤维素的水果、蔬菜,以防止便秘,牛奶可促进排便,应多饮用。

适宜准妈妈食用的食物

此时期要注意蛋白质、维生素、矿物质、纤维素的摄入。富含蛋白质的食物有鱼虾、肉、豆制品、蛋、乳类等。富含矿物质和维生素的食物有蛋类、蔬菜、乳类、肝脏、海产品、豆类、新鲜水果、瘦肉等。富含纤维素的食物有水果、蔬菜等。

准妈妈不宜多食盐

妊娠期准妈妈易患高血压和水肿,摄入过多的盐分,会引起体内水钠潴留,从而引起浮肿,影响胎宝宝的正常发育。但是盐中含有人体必需营养素,所以要适当摄取。

应忌盐的情况有:

患有肾脏病、心脏病与妊娠有关的疾病时,在妊娠开始就必须忌盐。

准妈妈体重增加过度,并伴有血

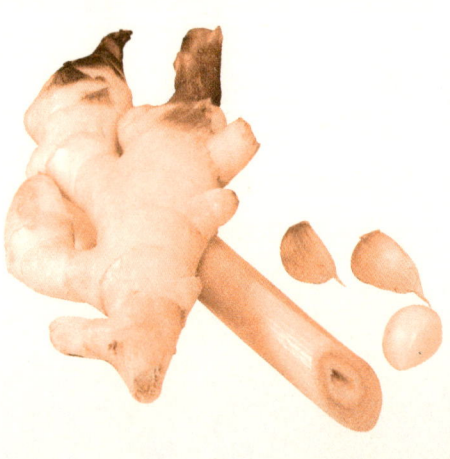

压增高、水肿、妊娠中毒症等症状应忌盐。

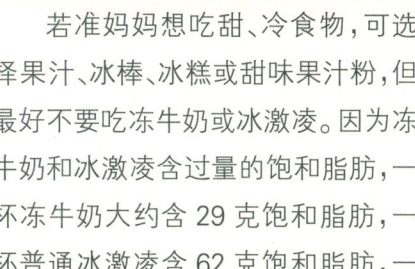

温馨提示 TIPS

忌盐饮食是指每天氯化钠的摄入量不超过2克。每天人体从食物中摄取的氯化钠为8—15克,这些氯化钠来自主食、烹调用盐及其他食物。对于需要忌盐的准妈妈来说,可先从无咸味的调味品开始,逐渐习惯忌盐饮食。如无盐醋渍小黄瓜、新鲜番茄汁、醋、柠檬汁、香菜、无盐芥末、洋葱、大蒜、葱、韭菜、香椿等,也可食用全脂或脱脂牛奶以及低钠酸奶、乳制甜奶等。

 2. 饮食追踪

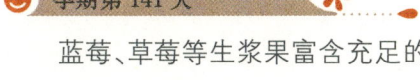 孕期第 141 天

蓝莓、草莓等生浆果富含充足的维生素C。浆果应在吃之前再洗,否则极易发霉。

孕期第 142 天

速食汤含有丰富的营养,且极易为人体吸收,适合准妈妈妊娠期饮用。奶油蘑菇汤、干豌豆汤、鸡茸汤中含有丰富的蛋白质。

孕期第 144 天

山药和红薯富含丰富的维生素A,是妊娠期最佳食物。50—60克的红薯含有的维生素A基本可以满足准妈妈每天对维生素A的需求。

孕期第 145 天

若准妈妈想吃甜、冷食物,可选择果汁、冰棒、冰糕或甜味果汁粉,但最好不要吃冻牛奶或冰激凌。因为冻牛奶和冰激凌含过量的饱和脂肪,一杯冻牛奶大约含29克饱和脂肪,一杯普通冰激凌含62克饱和脂肪,一杯奶油则含有105克饱和脂肪。

孕期第 148 天

准妈妈要多食纤维食物。带壳谷类、全麦面包、烘烤的豆子、黑麦饼干、带皮的水果和花生都是纤维素含量丰富的食物。

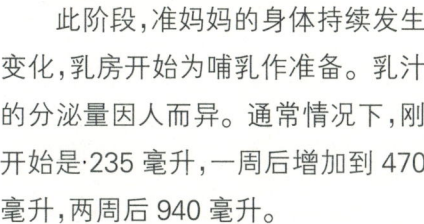 孕期第 149 天

此阶段,准妈妈的身体持续发生变化,乳房开始为哺乳作准备。乳汁的分泌量因人而异。通常情况下,刚开始是·235毫升,一周后增加到470毫升,两周后940毫升。

孕期第 150 天

准妈妈每天要适当食用加碘食盐,以满足身体所需。

孕期第 151 天

准妈妈可每天适当吃一些土豆以补充维生素C,土豆中维生素C的含量极为丰富,一块烤土豆的维生素C含量相当于人体每天所需量的15%。在烹调土豆时,可带皮煮熟后再去皮,以防止维生素C的流失。

孕期第 154 天

到今天为止,准妈妈已经怀孕 22 周了。若到此阶段准妈妈还会觉得恶心,或是胃肠不舒服,那么准妈妈可以随时吃一些易于消化的零食,这样可以减轻自己的不适症状。

孕期第 156 天

即使准妈妈十分注意饮食习惯,但依旧有可能出现周期性的胃痛、消化不良、胃肿胀和胀气等症状。这是由于怀孕使荷尔蒙改变导致肌肉松弛而引起的,保持摄入易消化的食物可缓解症状。

孕期第 158 天

多喝水或果汁有助于减少膀胱的压力。养成每天洗澡、彻底清洗阴道等良好的卫生习惯可预防泌尿系统感染。

孕期第 163 天

准妈妈应少吃高脂肪食物。一些牛肉、鸡肉等动物脂肪虽含有维生素A和维生素D,但要控制摄入量。一些高卡路里的食物如奶油、黄油、人造油、油炸食品、色拉酱、酱汁肉汤和油腻的食品最好不吃。因为准妈妈会有足够的重量来维持妊娠,不必摄取过多的脂肪。

3.准妈妈应多吃鳝鱼

人们对滋补食品有"冬有冬补,夏有夏补"的讲究,而在河鲜食品中,有"夏令之补,黄鳝为首"之说。因为黄鳝经过春季的觅食摄生,到夏季圆肥丰满,肉嫩鲜美,营养丰富,不仅食味好,而且对各种身体状况的人都具有滋补功能,故民间还有"夏令黄鳝赛人参"之说。

黄鳝俗称鳝鱼、罗鳝、蛇鱼,形似长蛇,是一种生活在江河湖泊、池塘和稻田中的鱼类。黄鳝肉质细嫩,味道鲜美,营养丰富,每100克鳝肉中含蛋白质8.8克,脂肪0.9克,钙38毫克,磷150毫克,铁1.6毫克,此外还含有硫胺素(维生素B_6)、核黄素(维生素B_2)、尼克酸(维生素PP)、抗坏血酸(维生素C)等多种维生素,是一种高蛋白质低脂肪的优良食品。

黄鳝不仅为席上佳肴,而且肉、血、头、皮均有一定的药用价值。据《本草纲目》记载,黄鳝有补血、补气、消炎、消毒、除风湿等功效。具体来说,黄鳝肉味甘、性温,有补中益血、治虚损之功效,民间用以入药,可治疗虚劳咳嗽、湿热身痒、肠风痔漏、耳聋等症;黄鳝头,空腹温酒送服,能治妇女乳核硬痛;鳝鱼中含有特有的物质——鳝鱼素,能降低血糖和调节血糖,故糖尿病患者常食鳝鱼有益。

准妈妈在吃鳝鱼的时候,最好能同食些藕。因为藕含有维生素B_{12}、维生素C和酪氨酸等优质氨基酸,还含有大量食物纤维,是碱性食品,而鳝鱼则属酸性食品,两者合吃可保持酸碱平衡,对滋养身体有较高的功效。

准妈妈在食用的时候特别要注意:黄鳝不宜爆炒。因为在一些黄鳝体内,有一种叫颌口线虫的囊蚴寄生虫。如果爆炒鳝鱼丝或鳝鱼片,未烧熟煮透,这种寄生虫就不会被杀死,食入人体约半个月,就会发生颌口线虫感染,不仅会使人的体温突然升高,出现厌食症状,而且会在人的颈颌部、腋下及腹部皮下出现疙瘩,严重的还会引发其他疾病。所以,食用黄鳝,一定要煮熟烧透再吃,以防发生颌口线虫的感染。

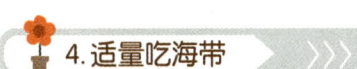

4.适量吃海带

海带含有丰富的蛋白质、糖类、矿物质和纤维素,特别是含碘量很高,对人体健康大有益处,但准妈妈过量食用会对胎宝宝产生危害。

首先,海带中含有较多的碘,吸收进入血液后,可以通过胎盘进入胎宝宝体内,准妈妈每日摄入海带量超过20克以上,即可对胎宝宝产生不良影响。过多的碘可引起胎宝宝甲状腺发育障碍,婴儿出生后可能出现甲状腺低能症。

其次,由于现代工业高速发展,造成环境污染,当然海洋污染也不例外。海带不只对碘"情有独钟",它对其他一些金属元素也"一视同仁",所以生长在一些受污染海水中的海带,它会吸附这些毒性极强的金属元素,如砷、铅、汞,特别是砷。如果准妈妈长期大量食用这些金属元素含量较高的海带,则会引起蓄积中毒,同样会通过血液进入胎盘,并通过胎盘对胎宝宝产生影响,造成畸形、死胎等。

再次,海带有软坚、散结、化淤的功能,食用后对早期妊娠可造成出血、流产之弊。

因此,准妈妈在怀孕期间不宜过量食用海带。

5.适度食用高脂肪食物

准妈妈要重视加强营养,适量吃些营养丰富的食物,以保证自身及胎宝宝健康,但不宜长期食用高脂肪食物。医学研究表明,长期摄入高脂肪食物,不仅会堵塞动脉血管,还会损害大脑的功能,更容易造成听觉损害而发生听力减退。脂肪类食物需要糖来分解后,才能被身体吸收,而准妈妈在妊娠期能量消耗较多,而糖的贮备减少,这对分解脂肪不利,因而常因氧化不足而产生酮体,容易引发酮血症,准妈妈可出现尿中酮体、严重脱水、唇红、头昏、恶心、呕吐等症状。准妈妈长期食用高脂肪食物,还会增加婴儿罹患生殖系统癌瘤的危险。医

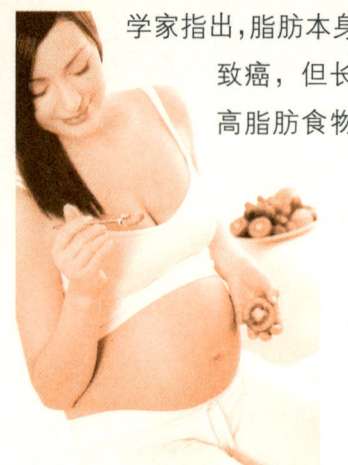

学家指出,脂肪本身虽不会致癌,但长期多吃高脂肪食物,会使大肠内的胆酸和中性胆固醇浓度增加,这些物质的蓄积能诱发结肠癌。同时,高脂肪食物能增加催乳激素的合成,促使乳腺癌的发生,不利于母婴健康。

如果想控制体内的脂肪不致过量,可以利用一些具有降脂作用的食物,"吃"掉体内脂肪。如富含纤维素和果胶、维生素C的水果(山楂、鲜枣、柑橘、葡萄和苹果),新鲜绿色蔬菜(青椒、芹菜、甘蓝、韭菜、洋葱、胡萝卜、冬瓜)、谷类(玉米、燕麦)、海藻(紫菜、螺旋藻)等均具有良好的降脂作用。

6.适度食用高蛋白食物

医学研究认为,蛋白质供应不足,易使准妈妈体力衰弱,胎宝宝生长缓慢,产后恢复健康迟缓,乳汁分泌稀少,所以准妈妈每日蛋白质的需求量应达90—100克。但是,孕期过量的高蛋白质饮食会影响准妈妈的食欲,增加胃肠道的负担,并影响其他营养物质摄入,使饮食营养失去平衡。研究证实,过多地摄入蛋白质,人体内可产生大量的硫化氢、组胺等有害物质,容易引起腹胀、食欲减退、头晕、疲倦等现象。同时,蛋白质摄入过量,不仅可造成血中的氮含量增高,而且也易导致胆固醇增高,加重肾脏肾小球过滤的压力;再者,蛋白质过多地积存于人体结缔组织内,可引起组织和器官的变性,较易使人罹患癌症。因此,准妈妈不宜长期食用高蛋白质食物。

七、七月健康饮食

1.准妈妈小讲堂

准妈妈在这个时期应注意充分休息,减少疲劳以及骨盆、腹肌区和大腿内侧的疼痛。

采用"踢打计数"的方法来对胎宝宝的胎动进行监测。

适当在身体上涂抹些润肤露和爽身粉,使乳房下部及骨盆区保持干爽、清洁,可预防或缓解因出汗而引起的皮肤过敏。

减少手足浮肿;采取预防措施防

止昏厥;预防或降低因血管静脉曲张而产生的影响。

避免小便失禁的现象发生,对呼吸短促进行调节。

减少胸下肋骨区的刺痛和疼痛。

躺下时变换姿势减轻压迫感。

妊娠期在最后几个月时每天饮食应额外增加300卡路里。

如有下列情况请立即与医生联系:视线模糊,严重头痛,手足、脚踝或脸部严重浮肿,体重突增,阴道瘙痒,排泄物发生变化等。

乘飞机旅游前请和医生联系。

准妈妈的身体变化

子宫底高度为23—26厘米,上腹部已表现出明显的凸出、胀大。

腹部向前凸出呈弓形,经常会产生腰酸背痛的感觉。子宫对各种刺激开始变得敏感,胎动也渐趋频繁,偶尔会产生子宫收缩的现象。乳房也更加丰满。

胎宝宝的发育情况

准妈妈在怀孕7个月时,胎宝宝身长为36—40厘米,体重1000—1200克,上下眼睑已经形成,鼻孔开通,容貌基本可辨,然而皮下脂肪尚未充足,皮肤暗红,皱纹较多,脸部好像老年人一样。

脑部开始逐渐发育成熟,听力得到进一步的发展。

男胎宝宝的睾丸还没有降至阴囊内,女胎宝宝的大阴唇也还没有发育成熟,还无法完全具备适应在体外生活的能力,如果胎宝宝此时出生,可能会因为发育不良而死。

准妈妈易出现的症状

腹部凸出胀大,容易产生妊娠高血压、妊娠糖尿病和下肢水肿等症状。体内对钙的需求量较高,有可能出现抽筋,循环血量增多。

准妈妈觉症状的饮食调养

要注意保证摄入营养的全面性,特别是铁、钙、维生素E含量丰富的食物应该多吃。

坚持食用低糖、低盐、低脂的食物,以便预防妊娠高血压、妊娠糖尿病、下肢水肿。

少吃或不吃易胀气、难消化的食物,如白薯、油炸的糯米糕、土豆、洋葱等,以免引起腹胀,造成血液回流不畅,使水肿加重。

适宜准妈妈食用的食物

多食用冬瓜、萝卜等可以消水肿、利尿的蔬菜。

多食用富含钙、铁、维生素E的食物,如牛奶、大豆、胡萝卜、玉米、猪排骨汤等。

孕七月准妈妈营养要素

蛋白质：对蛋白质的需求量应和6个月时一样，每天75—95克。

热量：平均每天食用主食（谷类）400—450克。

脂肪：植物油摄入量25克左右，总脂肪摄入量60克左右。

维生素与矿物质：注意维生素及钙、铁、钠、镁、锌、硒、铜等矿物质的摄入，食用足量的蔬菜和水果。

 2. 饮食追踪

 孕期第169天

准妈妈在进入妊娠的最后3个月时，需要每天额外补充300卡路里的热量。没有怀孕的女性每天摄入2 100卡路里就能保持她们的体重和自身良好的健康状况，但怀孕的准妈妈通常每天需要补充2 400卡路里的热量。

 孕期第172天

对任何一个准妈妈来说，蛋白质都是最基本的营养。通常每天摄入225克的蛋白质即可。这些蛋白质可从鱼、鸡肉、鸡蛋、坚果、乳制品或豆类中获得。

 孕期第190天

胎宝宝这个月体重会增加448克左右。处于这个时期的胎宝宝会积极吸收并储存准妈妈供给的营养。钙对于骨骼发育有帮助，蛋白质对生长发育有帮助，铁对红细胞的产生有帮助。

 3. 自制健康零食

准妈妈怀孕后期，胎宝宝不断长大，这就压迫了准妈妈的消化系统。准妈妈常常吃了几口饭，就觉得肚子饱了，但实际上营养却不够，一些不仅可以解馋，而且营养丰富的健康零食就不能错过了。

 焖杏仁

把杏仁放在平底锅里稍微焖一下。焖杏仁不仅口感香脆而且富含维生素A、蛋白质。这不仅能为胎宝宝带来健康的肌肤，而且有利于胎宝宝的眼睛和骨骼发育。

 香脆果粒酸奶加麦片

麦片含有丰富的钙质、蛋白质以及纤维素。这种零食可用来增加纤维素、糖类，并能补充热量。

芒果果酱

芒果富含维生素A，有助于胎宝宝的细胞成长。

将芒果蒸熟后冷却再放入容器中储存食用。其中所含蛋白质、维生素A、铁及钙对胎宝宝发育有利。

😊 **蔬菜面包片**

在获得美味的同时包含了各种蔬菜。

😊 **低脂肪南瓜糕点**

可口的食物,含有维生素及矿物质。

😊 **蔬果包火鸡片**

脆脆的感觉,并富含优质蛋白质。

😊 **粗粮制成的可口蛋卷**

加上一条条黑色的糖浆就成为可以补充铁的小甜点。

😊 **烤出来的甜土豆片**

一种比普通土豆片更健康、更营养的选择。

😊 **苹果片配奶酪片**

不仅是吃水果,而且是取得纤维素和钙的很好途径。

4.准妈妈健康美容密友

番茄原产南美洲,相传16世纪时,由英国公爵带到了欧洲。以中医药膳理论分析,番茄性微寒,味甘、酸,入脾、胃、肝经,可养阴生津、健脾养胃、平肝清热,适于热病伤阴引起的食欲不振、胃热口渴等症。

番茄富含的维生素A原,在人体内转化为维生素A,能起到促进骨骼生长、防治佝偻病、眼干燥症、夜盲症及某些皮肤病的良好功效;番茄还含有丰富的维生素C和茄红素,有抑制细菌的作用,番茄内的苹果酸和柠檬酸等有机酸,还有增加胃液酸度、帮助消化、调整胃肠功能的作用。番茄中含有果酸,能降低胆固醇的含量,对高脂血症很有益处;铁、钙、镁等元素亦多,有益于补血。每100克番茄含水分95克,蛋白质1.2克,脂肪0.4克,糖类2.2克,粗纤维0.6毫克,钙23毫克,磷26毫克,铁0.5毫克,胡萝卜素0.11毫克,维生素B_1 0.05毫克,维生素B_2 0.01毫克,尼克酸0.5毫克,维生素C 17毫克,可供热量17卡路里。据营养学家研究测定:每人每天食用50—100克鲜番茄,即可满足人体对多种维生素和矿物质的需要。

生食番茄最好在饭后用,以免空腹刺激胃肠,避免与胃酸结合成不易消化的物质引起胃脘不适。可是如果要摄取茄红素,烹煮加工过的番茄会比生番茄效果好,因为番茄经过加热煮熟的过程或与含有脂质的食物一起食用,可提高茄红素的人体吸收利用率,抗氧化效果更好。

也有人建议,番茄不与黄瓜同食,以避免黄瓜中所含成分破坏番茄中的维生素。

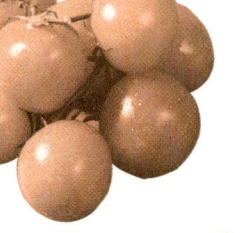

番茄不仅好吃,而且有较高的美容价值和医疗价值。因为它汁液内的糖、维生素、矿物质等成分,可通过皮肤将水分直接渗入细胞内,起到增加细胞内水分和营养细胞的作用,使细胞娇嫩,增强皮肤的弹性,舒展其皱纹。常吃番茄,可补血益神,使皮肤柔嫩生辉,脸色红润。最奇妙的是,准妈妈常吃番茄,可减少甚至消除因激素变化引起的面部妊娠斑。

须注意的是,未成熟的番茄最好不吃。因为青色的番茄含有大量的有毒番茄碱,准妈妈食用后,会出现恶心、呕吐、全身乏力等中毒症状,对胎宝宝的发育有害。

5.准妈妈少补人参

人参属大补元气之品,很多人认为准妈妈多吃人参不仅补身体,胎宝宝出生后还会很聪明而且抵抗力特强。这种观点是错误的,多数准妈妈怀孕后阴血偏虚,食用参类的补品会引起气盛阴耗,很容易上火,加重妊娠反应,还会出现呕吐、水肿及高血压等症状,可引起见红、流产及早产等危险情况。因此,准妈妈不宜多吃人参。此外,鹿茸、鹿胎等补品,准妈妈们也不宜服用。

6.动物肝脏摄入要适量

过去,人们都提倡准妈妈的饮食中必须包括动物肝脏,因肝脏含有丰富的维生素和微量元素,认为是准妈妈食谱中必不可少的食品。但是,过多地食用动物肝脏,也会产生副作用。

近年来英国学者研究发现,准妈妈过多食用动物肝脏易导致体内维生素A达到危及胎宝宝的水平,并可能有致畸作用。同时,动物实验也提示:如果喂养牲畜时添加维生素A,会对未出生的胎宝宝产生潜在危害。美国疾病控制中心发现,准妈妈服用大量维生素A易发生胎宝宝畸形。近年来英国政府也告诫准妈妈,在食谱中减少或去除肝脏和肝制品。准妈妈过多食用动物肝脏,会导致体内维生素A摄入过多,很容易超过准妈妈的需求量。

专家们建议,准妈妈最好减少食用动物肝脏,以偶尔吃一次为宜,每次控制在30—50克。至于动物肝脏中含有的丰富的维生素A、B族维生素和微量元素锌等,可以从其他食品中获得,例如新鲜蔬菜、水果等。因为胡萝卜、菠菜、白菜和橘子等所含的胡萝卜素可以转化为维生素A。此外,可以从鱼类、瘦肉中补充B族维生素和微量元素锌等。

八、八月健康饮食

1. 准妈妈小讲堂

保持饮食营养的均衡,确保钙摄入量的充足。

准妈妈应放慢动作来适应由于体重增加而引起的举止笨拙。

准妈妈应抬高双腿,避免造成身体过度劳累,减少背痛及腹部疼痛。

子宫在分娩的过程中会产生更多的假宫缩(子宫的间歇性收缩)。

准妈妈应避免腿部抽筋,使浮肿减少。

准妈妈应作好哺乳前期乳房渗液的准备。

准妈妈应预防或缓解便秘。

涂抹润肤露或游泳可以使皮肤发痒和疼痛得到缓解。

准妈妈应尽量避免长途旅行(不提倡这个阶段的准妈妈进行长途旅行)。

预防头昏、头痛和昏厥。

准妈妈的身体变化

此时准妈妈下腹部变得更加凸出,子宫底高度为27—29厘米。

子宫将内脏向上推挤,使心、肺、胃受到压迫,因此会感到食欲不振、呼吸困难,是准妈妈产生第二次孕吐的痛苦时期。

腹部皮肤紧绷,皮下组织出现断裂现象,产生紫红色妊娠纹。

乳头四周、下腹部、外阴部等处皮肤均产生了黑色素沉淀,妊娠纹也变得十分明显。

胎宝宝的发育情况

胎宝宝此时的身长为41—44厘米,体重已达1 600—1 800克。

胎宝宝的神经系统变得非常发达,对体外声音会产生感觉和反应。

准妈妈易出现的症状

处于孕8月的准妈妈的腹部更大,由于内脏受到子宫压迫,会产生各种不适反应,同时还会出现呼吸困难、食欲不振、心悸等现象,此时的准妈妈身体变得笨重,行动也多有不便。

子宫此时已占据大半个腹部,胃部受到挤压,使准妈妈的食欲受到影响,经常会产生吃不饱的感觉,腰部也比平常更容易感到酸痛,下肢易产生浮肿、静脉曲张。

易患妊娠高血压病。

食欲减退的饮食调养

要尽可能补足由于胃容量减小而摄入不足的营养,可选择一日多餐,均衡摄取各种营养素,防止胎宝宝发育迟缓。

保证全面营养和热量的摄入，增加优质蛋白质的摄入。

限制水分和食盐的摄入。

多食用预防感染的食物。

适宜准妈妈食用的食物

要多食用含蛋白质丰富的豆制品，如豆浆、豆腐等。

多食用海产品，如紫菜、海带等。

多食用坚果类食品。

准妈妈不宜食用人参

准妈妈临近产期及分娩时，不建议服用人参，以免造成产后出血。其他类型的人参制剂也应该慎服，服用后如果出现头痛、头涨、发烧、舌苔厚腻、胸闷、失眠、腹胀、憋气、玫瑰疹、瘙痒、鼻衄等症状时，应该立即停止服用。

2.饮食追踪

孕期第199天

即使胎宝宝的身长和测量时数据相符，他的组织与内部系统还是会不断地日趋发育完善。所以，对钙、蛋白质、铁和叶酸的摄入会变得比以前更加重要。

孕期第203天

在孕期的最后12周对钙的需求量最大。胎宝宝的骨骼已经开始迅速硬化，钙是骨头生长和发育的必需元素。牛奶或奶制品中含有的钙极易被身体吸收和利用，而服用钙片不会产生和服用牛奶及奶制品同等的效果。

孕期第212天

此时的准妈妈如果想要预防便秘就应该有规律地进行运动，多食用蔬菜、水果，多喝水和果汁。孕期切忌喝太浓的红茶，因为红茶中含有的鞣酸极易引发便秘。

孕期第217天

由于一年四季的变化，使保持平衡饮食变得既容易又困难。在冬天，准妈妈会很容易产生饥饿感，然而可选择的食物种类并不多。在夏天，由于天热的原因可能不会觉得太饿，却有许多新鲜的时令水果或蔬菜供其选择。

3.准妈妈不要喝糯米甜酒

在我国某些地方有给准妈妈喝糯米甜酒的习惯。老人们认为甜酒具有补母体、壮胎宝宝的作用。事实上，糯米甜酒也是酒，其中也含有酒精。虽然只含有少量酒精，但也会对准妈妈和胎宝宝造成损害。

喝糯米甜酒实际上和饮酒一样，只是糯米甜酒的酒精浓度比普通酒低。但即使只含微量酒精，酒精也会随血液循环到达胎盘，而胎盘对酒精又没有吸收能力,所以酒精就会通过胎盘进入胎宝宝体内,影响胎宝宝细胞的分裂,进而影响胎宝宝的大脑或其他器官的发育,容易导致各种畸形的发生。常见的有大头畸形、智力低下、心脏或四肢先天畸形等。对于准妈妈来讲,孕期肝脏、肾脏的功能负担本身就加重了,而酒精在体内主要是通过肝脏降解的,在孕期摄入酒精,无疑会加重肝脏和肾脏的负担,再者,酒精对准妈妈的神经和心血管系统也是有害的。所以,准妈妈不宜食用糯米甜酒。

4. 准妈妈少吃荔枝

对于准妈妈而言,荔枝要适量食用。

准妈妈吃荔枝每次以100克为宜。荔枝富含糖类、蛋白质、脂肪、钙、磷、铁及多种维生素等营养成分,可消食化滞。然而,大量食用可引起高血糖。血糖浓度过高,可导致糖代谢紊乱,使糖从肾脏排出而出现糖尿。如果反复大量吃荔枝可使血糖浓度持续增高,这样就可能使胎宝宝过大,容易并发难产、滞产、死产、产后出血及感染等。

5. 可减轻水肿的食物

在怀孕晚期,准妈妈已经开始出现水肿了。这时要多食用一些有利尿作用的食物,去除体内多余的水分,减轻准妈妈水肿的现象。

水肿的准妈妈可以尝试下面的食物,这些食物既可以提供各种营养素,又不会出现对准妈妈和胎宝宝不利的因素。

鲫鱼

鲫鱼是一种益脾胃、安五脏、利水湿的淡水鱼,可以消除妊娠水肿。鲫鱼肉是高蛋白、高钙、低脂肪、低钠的食物,经常食用可以增加准妈妈血液中蛋白质的含量,改善血液的渗透压,有利于合理调整体内水的分布,使组织中的水分回流进入血液循环中,从而达到消除水肿的目的。

鲤鱼

鲤鱼有补益、利水的功效,准妈妈常食可以补益强壮、利水祛湿。鲤鱼肉中含有丰富的优质蛋白质,钠的含量也很低,准妈妈常吃可消肿。

冬瓜

冬瓜具有清热泻火、利水渗湿、清热解暑的功效,可提供丰富的营养素和无机盐,既可泽胎化毒,又可利水消肿,准妈妈可以常吃。另外,冬瓜鱼汤、冬瓜蒸菌、冬瓜烧海米、冬瓜丸子汤等菜肴性寒味甘,水分丰富,有止渴利尿的功效,可以减轻准妈妈的下肢水肿。

除此之外,准妈妈还可以食用一些口味清淡的食物,如素烧茄子、什锦五香黄豆、鲜蘑豆腐汤、红枣鸡蛋汤、红烧蹄筋、鲫鱼汤、香菇炒菜花、红烧鲤鱼、荠菜粥、豆腐熬鲤鱼、红小豆米饭等，这些都能有效地帮助准妈妈消除水肿。

6.胎宝宝牙齿钙化关键期 >>>

准妈妈应该就孕期营养的特殊性，尽可能合理地进行饮食搭配。随着妊娠的不断进展，胎宝宝对母体各种营养物质的需求量不断增加，其中，钙需求增加表现得很显著。胎宝宝牙齿的钙化速度主要在妊娠晚期增快，至出生时全部乳牙均在牙床内形成，第一恒牙也已钙化。胎宝宝这一时期钙、磷的摄入量对其一生中的牙齿整齐、坚固起着决定性的作用。准妈妈在日常膳食中如果未根据胎宝宝发育的生理规律来合理进行饮食搭配，饮食中钙、磷供给不足，很可能会影响胎宝宝牙齿发育。为促进胎宝宝牙齿的健康发育，晚期的准妈妈可吃富含钙、磷的食物，以保证合理、充足的营养，促进胎宝宝牙齿的健康发育。富含钙的食品有牛奶、蛋黄、海带、虾皮、银耳、大豆及其制品，含磷丰富的食品有动物瘦肉、肝脏、奶类、蛋黄、虾皮、大豆、花生仁等。

7.准妈妈要少吃腌菜 >>>

腌菜中大都含有一种被称为硝酸盐的化学物质。这种物质容易在还原酶（细菌中的物质，蔬菜不立即食用而被大肠杆菌、产气杆菌等污染而形成的）作用下，转变为亚硝酸盐。亚硝酸盐就会与红细胞中的血红蛋白结合，形成高铁血红蛋白，而高铁血红蛋白不能承担氧气和二氧化碳的运输任务，最终造成缺氧，这样会导致准妈妈头晕、呕吐、腹痛、腹泻等。可见很多准妈妈吃腌渍的蔬菜是非常危险的。准妈妈由于孕期食欲不好，可以吃少量腌渍的蔬菜来开胃，如腌萝卜、腌雪菜等。但是大量地食用，使得亚硝酸盐与人体内大量地血红蛋白结合，会使准妈妈的缺氧现象更为严重，直接影响到胎宝宝的健康。如果胎宝宝缺氧超过一段时间，可能导致宫内窒息。

九、九月健康饮食

1.准妈妈小讲堂

即使准妈妈不是特别饿也应该按时进食。这个月体重的减轻属于正常现象。

体力开始上下波动——突然的精力充沛和疲惫开始交替产生。

因为胎宝宝的胎位发生改变,准妈妈的身体会变得更加臃肿和笨拙。子宫颈部遭到碰撞时会产生轻微伤痛。

准妈妈在此时应多休息,抬高自己的双腿预防腿部抽筋。

准妈妈还应作好分娩准备:为迎接宝宝的到来而准备好衣物、食物;储存一些速食食品;在随手能够得着的地方预备一张紧急电话单;安排好宝宝出生后需要的帮手。

出现子宫收缩时,试着走一走或站一会儿。

准妈妈应时常排尿,每次都应彻底排空膀胱。

准妈妈应继续进行走路锻炼,坚持放松和呼吸练习,以缓解紧张和身体疼痛。

阅读有关婴儿发育和育婴方面的书籍。

注意分娩信号的出现。

准妈妈的身体变化

此时准妈妈的肚子越来越大,子宫底高度为30—32厘米,胀大的子宫压迫准妈妈的胃、肺与心脏。

准妈妈的腹部会开始发硬,此时应立刻平躺休息。

准妈妈的阴道分泌物开始增加,排尿次数也相应增多,而且排尿后仍会产生尿意。

胎宝宝的发育情况

胎宝宝此时的身长为47—48厘米,体重为2 400—2 700克。

此时的胎宝宝已产生完整的皮下脂肪,身体变得圆滚滚的。脸、胸、腹、手、足等处胎毛开始逐渐稀疏,皮肤呈现为粉红色,脸上的皱纹已经消失,指甲已经长至指尖。

男胎宝宝的睾丸已经下降至阴囊中,女胎宝宝的大阴唇也开始发育。

胎宝宝的内脏功能发育完全,肺部的机能调整完成,能够适应子宫外的生活。

准妈妈易出现的症状

胀大的子宫压迫胃、肺与心脏,会使准妈妈感到闷热,没有食欲,心跳、气喘加剧,呼吸困难,容易感到疲劳。

准妈妈常见症状的饮食调养

准妈妈在此时不要一次进食过多,以少食多餐为原则,多摄取容易消化而且营养成分高的食物。

保证全面营养的供给和平衡,减少钠的摄入,增加钙、维生素 B_1、铁与维生素 K 的摄取,为分娩打造一个良好的开端。

准妈妈要注意调整食量,让胎宝宝出生时保持适当的体重,这样做对婴儿的健康生长有利。

适宜准妈妈食用的食物

不含脂肪的食物:芝麻、核桃、桂圆、栗子、香菇、黄花菜、鱼头、虾、鹌鹑、鸭等。

富含维生素 K 的食物:番茄、瘦肉、肝脏、白菜、菜花、莴苣、菠菜等。

富含维生素 B_1 的食物:玉米、小米、葵花子、猪肉、肝脏、蛋类等。

2.饮食追踪

孕期第 231 天

在胎盘中,铁的传递方向只有一个:从准妈妈传给胎宝宝。约84%的铁会在妊娠的最后 3 个月中储存在胎宝宝的肝脏中。为了铁的吸收得到充分保证,这些储存起来的铁会在胎宝宝出生后最初的 4 个月内对母乳或代乳品中的铁含量不足的情况进行补充。为此,准妈妈要保证摄入足量的铁。

孕期第 232 天

虽然准妈妈有时不是很饿,但此时身体内的胎宝宝也需要吃东西,一日多餐、一餐少食对绝大多数准妈妈来说仍是最好的选择。

3.两种瓜利于准妈妈减轻水肿

在怀孕的后期,由于下腔静脉受压,血液回流受阻,准妈妈都会出现水肿的现象。一般可用冬瓜和西瓜来治疗。

冬瓜肉质细嫩,水分丰富,性寒味甘,含有大量的糖类、淀粉、蛋白质、脂肪、胡萝卜素、钙、磷、铁以及多种维生素等,有利尿消肿、消暑解闷、解毒化痰、生津止渴的功效。冬瓜对妊娠水肿及各种原因引起的水肿、肝炎、肾炎、支气管炎等都有很好的疗效。除此之外,还可以取鲜冬瓜 500 克,活鲤鱼 1 条,加水煮成冬瓜鲜鱼汤,可防治妊娠水肿及小便短赤。

西瓜瓤多汁,营养丰富,富含水分、果糖、维生素 C、钾盐、苹果酸、氨基酸、胡萝卜素等营养成分,具有清热解毒、利尿消肿的作用。清朝《本草求真》指出,西瓜"能引心胞之热,下入小肠膀胱而出,令人心胸顿冷,烦渴冰消",而西瓜汁又被人们称为"天生白虎汤"。

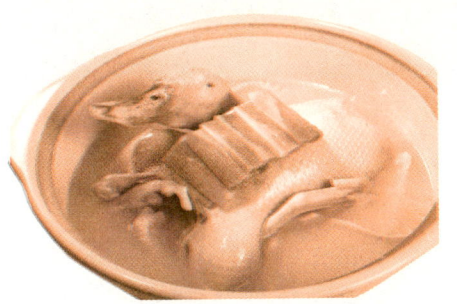

4.准妈妈要多吃绿豆

很多准妈妈在怀孕的时候喜欢喝绿豆汤。绿豆中赖氨酸的含量比其他食品含量高。赖氨酸是人体必需的氨基酸,是合成蛋白质的重要原料,可以提高人体对蛋白质的利用率,从而刺激食欲和增加消化功能,也可促进发育、提高智力,增体重长身高,故被称为营养氨基酸。此外,绿豆还富含淀粉、脂肪、蛋白质、多种维生素及锌、钙等矿物质。中医认为,绿豆味甘性寒,有清热解毒、消暑止渴、利水消肿之功效,是准妈妈补锌及防治妊娠水肿的食疗佳品。因此,准妈妈不妨多吃绿豆。

5.准妈妈可多吃鸭肉

一般准妈妈在怀孕期间常吃鸡肉,但事实上鸭肉的营养价值也很高,且鸭肉因性平和而不热,脂肪高而不腻,并含有丰富的蛋白质、脂肪、铁、钾、糖等多种营养素,有清热凉血、祛病健身之功效。但是不同品种的鸭肉可产生不同的食疗作用。

青头鸭肉:通利小便,补肾固本。常吃可利尿消肿,对于各种水肿,尤其是妊娠水肿有很好的治疗作用。有慢性肾炎病史的准妈妈常吃可有效地保护肾脏。

乌骨鸭肉:食用乌嘴、黑腿、乌骨的鸭肉,可以预防及治疗结核病。它可以抑制毛细血管出血,减少潮热咳嗽、咯血等症状。

纯白鸭肉:可清热凉血,患妊娠高血压的准妈妈可常食。

老母鸭肉:生津提神,补虚滋阴,大补元气。对于舌干、唇燥、口腔溃疡等症有很好的食疗作用。

研究表明,鸭肉中的脂肪不同于黄油或猪油,其化学成分近似橄榄油,有降低胆固醇的作用,对防治妊娠期高血压综合征有很强的效果。

6.用餐要按时

在怀孕期间,胎宝宝完全依赖准妈妈来获得热量。如果准妈妈不吃饭,胎宝宝将得不到需要的营养,就会吸收准妈妈自身所储存的营养,使准妈妈的身体逐渐衰弱下去。如果准妈妈不按时用餐,这一顿不吃,下一顿吃得多,用餐不规律,不但对胎宝宝没有好处,对准妈妈也同样没有好处。多余的热量转化为脂肪贮存起来,容易使准妈妈发胖。所以准妈妈要合理饮食,要按时用餐,并少吃零食。

7. 不喝保温瓶中的隔夜水

日常生活中的饮用水中含有各种各样的细菌,当水煮沸时,大多数细菌可以被消灭。但开水贮存在保温瓶中放置比较长的时间后,水温会下降,放置的时间越长,温度下降越明显,而在放置的过程中,空气中的细菌又会进入水瓶中,水瓶中的水被再次污染。还有些保温性能不佳的水瓶,一夜之后,水温可能降至40℃,这样的温度是最适合细菌生长繁殖的。保温瓶内的水含有少量的硝酸盐,而细菌在生长过程中会产生一些含氮的物质与硝酸盐结合,产生对人体具有致癌作用的亚硝胺。对于成年人来说,也许这种致癌过程需要比较长的时间,但对于准妈妈来说,就要特别注意了,因为这种亚硝胺一旦进入胎盘,就会对胎宝宝产生影响,所以要引起足够的重视,不要喝保温瓶中的隔夜水。

8. 准妈妈应喝新鲜果汁

许多准妈妈都喜欢喝果汁,并习惯在饮用时再加些糖、蜂蜜或柠檬等其他水果汁来调味。但在家自制果汁时,一定要注意果汁要现榨现喝。因为在正常情况下,果肉被果皮包裹,这层果皮对果肉中的许多营养素具有一定的保护作用,特别是可以保护水果中的维生素C,避免它们被空气中的氧气所氧化。水果一旦榨成果汁,果肉的细胞膜就会被破坏,营养素会很快因为氧化而失去其功能。另外,果皮除了能保护果肉中的营养素不被氧化外,还有一个作用就是防止空气和环境中的细菌污染。当水果被榨成果汁后,空气中的细菌随时会进入果汁。水果在榨汁的过程中,如果榨汁机清洗不干净,同样会有污染发生。这样有可能产生两种结果:一种是会产生肠源性青紫病,因为水果与蔬菜一样,也含有一定量的硝酸盐,在细菌的作用下,也会产生亚硝酸盐;另一种是当细菌的数量及毒素的

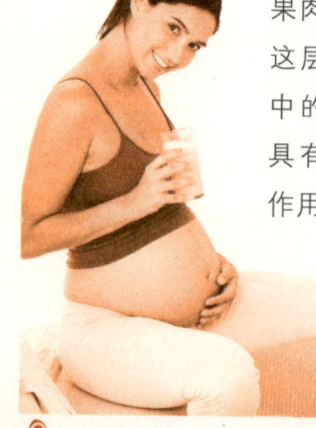

浓度达到一定的含量后，会造成人体中毒，引起早产。所以，准妈妈最好吃新鲜的水果，如果喜欢喝果汁，也要现榨现饮，还要保持榨汁机的清洁。

9.多吃补锌食物

锌是人体必需的微量元素，对人体机能有着重要的作用。锌对分娩的主要影响是可增强子宫有关酶的活性，促进子宫收缩，方便分娩时将胎宝宝排出子宫腔。富含锌的食物有肉类、海产品、豆类、坚果类等。产前专家的研究表明，产妇分娩方式与其妊娠晚期饮食中锌的含量有关。锌的摄入量越多，产力就越好。特别是一些偏爱素食的准妈妈，肉类摄入很少，就会明显减少锌的获得量及利用率，所以素食准妈妈要食用全谷类、豆类及花生等食物，来增加对锌的吸收，以帮助自然分娩。

十、十月健康饮食

YUNCHANQI YINGYANG JIANKANG ZHIDAO

1.准妈妈小讲堂

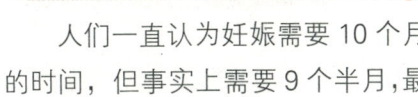
孕期第253天

人们一直认为妊娠需要10个月的时间，但事实上需要9个半月，最后尚有两周额外时间。

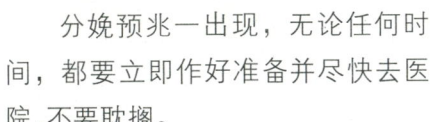
孕期第254天

分娩预兆一出现，无论任何时间，都要立即作好准备并尽快去医院，不要耽搁。

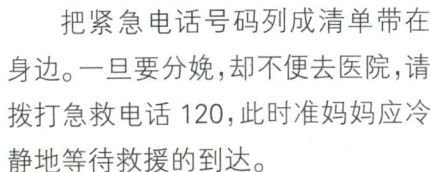
孕期第255天

把紧急电话号码列成清单带在身边。一旦要分娩，却不便去医院，请拨打急救电话120，此时准妈妈应冷静地等待救援的到达。

孕期第257天

此时，准妈妈可能感到入睡更加困难，产生这种状况的原因有很多，比如，胎宝宝的活动更加活跃，准妈妈有可能出现周期性子宫收缩，并因期待分娩而感到焦虑不安。所有这些都很普遍，也是可预测的，所以不必惊慌。

孕期第259天

妊娠第三十七周结束。准妈妈注意到自己步态的变化了吗？当然，这一变化是那么明显，因为准妈妈增大的子宫和胎宝宝位置的变化把准妈妈的平衡能力破坏了。

孕期第265天

专家建议，只有母乳才能给宝宝提供免疫保护，要尽量进行母乳喂养，如将乳汁挤出冷冻起来，解冻时要放入装有温水的平底锅自然解冻，不建议使用微波炉,因其对免疫体有破坏作用。如必须使用微波炉加热牛奶或食物,则要注意因温度分布不均而可能出现的局部过热,避免烫伤宝宝口腔。

孕期第266天

今天是预产期。这一天的胎宝宝被认为是足月的,也就是说到这一天胎宝宝所有的生长发育都已完成。如果胎宝宝在今天出生,体重大约为3 285克,身长至少达到381毫米。

超过预产期

孕期足月再加1天。如果预产期已经过了也不要担心,因为预产期只是个估计日期,尽管它标志着胎宝宝发育已完成,但每个胎宝宝发育的速度是有差别的,早生或晚生几天不足为奇。

孕期足月再加3天。如果对分娩等得有些不耐烦了,也很正常。分娩是很费力且痛苦的过程,但谁都想按部就班地进行下去。此时要保持耐心,尽量平静、镇定。焦虑不安和心情沮丧不利于分娩,只会消耗体能。如果准妈妈无法保持乐观心态,也要尽量克服消极情绪,要记住坚持就是胜利。

孕期足月再加5天。理论上来说,怀孕的状态不可能一直持续下去。胎盘这一机能器官是可以丢弃的,它能供养正常的妊娠,但足月后的几周开始老化。医生会监测胎盘功能,以确保胎盘健康。

孕期足月再加8天。此时胎宝宝虽已超过预产期一周,但仍属于正常范围,85%的分娩是在预产期两周内进行的。只要医生对准妈妈和胎宝宝的健康满意,稍微推迟一点儿没什么好担心的。

孕期足月再加10天。如果还不知道宝宝的性别,准妈妈一定想预测一下了吧。想要个男孩还是女孩呢?宝宝的名字取好了吗?为什么这么叫?当准妈妈因为这些小问题而感到愉悦时,别忘记宝宝的性别并不重要,健康才是最重要的。继续多加小心,采取有效措施生出一个健康的宝宝。

孕期足月再加12天。详细记录下宝宝出生的细节,待他长大后讲给他听,这将是一段最温馨的亲子记忆。

孕期足月加14天。到今天为止,预产期后的第二周结束了。超过预产期两周的胎宝宝都应进行例行健康检查,以对下一步该采取的行动进行判断。有时分娩在检查后便可进行,有时准妈妈尚需一点帮助,有时候则可能因为困难较多而需要更多的准备。此时要保持冷静,可以多问一些问题来了解情况。别紧张,离分娩不会太远。

2. 产前饮食营养

准妈妈应多吃新鲜的瓜果蔬菜，可提供准妈妈对维生素A、维生素C以及钙和铁的需求。另外，准妈妈要多吃粗粮，少食精制的米、面。因为玉米、小米等粗粮含B族维生素和蛋白质比大米和面多，多吃谷类、花生等，因为这些食物中含有大量易于消化的蛋白质、B族维生素和维生素C、铁和钙质等。每天可加食两个鸡蛋，因为蛋类含有丰富的蛋白质、钙、磷和各种维生素。多晒太阳，使机体产生多种维生素D，以保证胎宝宝骨骼生长的需要。多注意补充微量元素，如锌、镁、碘、铜等，在动物类食品、豆类、谷类、蔬菜中含有铁、锌、铜等，海味食品中含碘量高。

3. 产前饮食原则

初产妇从有规律性宫缩开始到宫口开全，大约需要12小时。如果是准备自然分娩的初产妇，可准备易消化吸收、少渣、可口味鲜的食物；如面条鸡蛋汤、面条排骨汤、牛奶、酸奶、巧克力等食物，让产妇吃饱吃好，为分娩准备足够的能量。若产妇吃不好睡不好，紧张焦虑，容易导致疲劳，最终可能引起宫缩乏力、难产、产后出血等危险情况。

4. 产前多吃巧克力

据产科专家研究，临产前正常子宫每分钟收缩3—5次，而正常产程需12—16小时，总共约需消耗热量2.6万焦耳，这相当于跑完1万米所需要的能量。这些被消耗的能量必须在产程中加以补充，这样分娩才能顺利进行。因此，准妈妈在临产前要多补充些热量，以保证有足够的体力促使子宫口尽快开大，顺利分娩。

那么，谁能当此"助产力士"呢？营养学家首选巧克力。因为巧克力含有超过300种已知的化学物质。上百年来科学家对这些物质逐一进行分析与实验，并不断在此过程中发现和证明巧克力中的各种成分对人体的药理作用。据测定，每100克巧克力中含有糖类50余克，蛋白质15克，还有微量元素、维生素、铁和钙等。

巧克力符合准妈妈生理需要的三个特点：一是营养丰富，含有大量

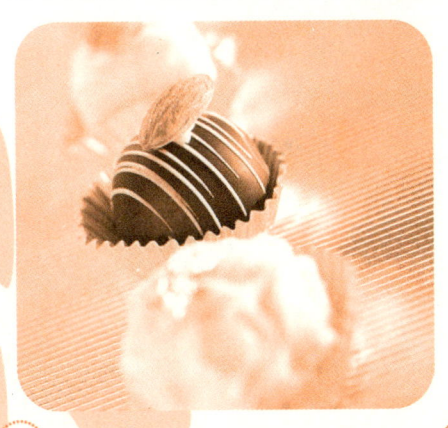

的优质糖类,而且能在很短时间内被人体消化吸收和利用;据分析巧克力被吸收利用的速度是鸡蛋的5倍,并可产生大量的热量供人体消耗。二是富含准妈妈十分需要的微量元素和维生素、铁及钙等。这些物质不但可以加速产道创伤的恢复,还可促进母乳的分泌和增加母乳的营养成分。三是体积小、产热多,而且香甜可口,吃起来也很方便。因此,产前让准妈妈适当多吃些巧克力,就能在分娩过程中产生更多热量。巧克力对准妈妈与婴儿都是十分有益的。

芬兰科学家还发现,与不吃巧克力的妈妈生出的孩子相比,那些定期吃巧克力的妈妈生出的孩子,对新环境产生的恐惧感较少。他们推测,这种影响源于巧克力中与积极行为有关的化学成分,而这些化学成分是通过子宫传递给胎宝宝的。

由此可见,为了顺利生下宝宝,准妈妈可以在产前吃些巧克力。

5.增加产力的饮食

临产时,由于宫缩阵痛,有的准妈妈不吃东西,甚至连水也不喝,这是不好的。临产相当于一次重体力劳动,准妈妈必须有足够的能量供给,才能有良好的子宫收缩力。只有宫颈口开全,准妈妈才有体力把孩子分娩出来。如果准妈妈进食不佳,后果是极为严重的。为了孩子及准妈妈的健康,临产时准妈妈注意饮食是很必要的。

那么,临产时准妈妈吃什么好呢?这是每位准妈妈及其亲人非常关心的问题。此时,由于一阵阵的宫缩痛会影响准妈妈的胃口,所以准妈妈应学会在宫缩间歇期进食。

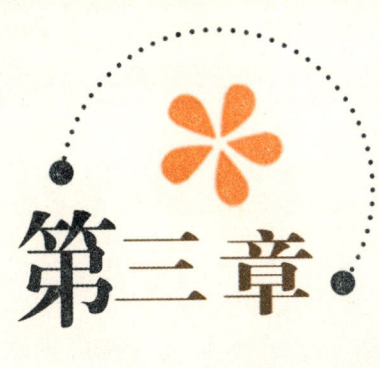

第三章

准妈妈厨房

一、一月食谱

安胎鸡汤

【材料】净老母鸡1只,菟丝子、阿胶各25克,石莲子、川续断、姜、盐各适量。

【做法】

1. 将鸡洗净,放入开水锅中煮3分钟,取出放入炖盅内。
2. 把石莲子、川续断、菟丝子放入煲汤袋中,装入瓦煲内,注入清水,煎30分钟,取汁。
3. 将煎好的汁倒入炖盅内,再放入姜片、阿胶,加盖,隔水炖3小时,加入盐调味即成。

鸡软烂,汤味略苦,具有养血安胎的功效。

鲜奶茭白

【材料】茭白300克,鲜奶、盐、白糖、鸡精、料酒、玫瑰腐乳汁、鲜汤、色拉油各适量。

【做法】

1. 茭白去壳削皮,洗净后拍松,切成条。
2. 锅中注油烧热,倒入茭白,炸至收缩呈黄色时捞出,沥油备用。
3. 锅中留少许油,倒入玫瑰腐乳汁,略加熬炒即倒入茭白条炒至红色,再加入鲜奶、鲜汤、白糖、料酒、盐、鸡精,加盖,用小火煮至汤汁浓稠,装盘即可。

奶香浓郁,茭白香脆。

人参乌鸡汤

【材料】净乌鸡1只(约600克),天门冬、人参、白酒、去壳熟鹌鹑蛋各适量。

【做法】

1 将鸡头、鸡爪塞入鸡腹,放在大碗内;天门冬、人参切片。
2 把人参、天门冬放在碗内,添入适量清水。
3 隔水大火炖约2小时,加入白酒、鹌鹑蛋,再炖30分钟即可。

滋补强身,养益精髓,适宜准妈妈食用。

绿豆芽炒里脊丝

【材料】猪里脊肉300克,绿豆芽200克,鸡蛋清50克,姜、大葱、味精、白糖、胡椒粉、香油、料酒、面粉、淀粉、花生油各适量。

【做法】
1.猪肉切丝,用蛋清、盐、面粉拌匀;豆芽择去两头洗净,姜、葱洗净切段,味精、盐、白糖、胡椒粉、湿淀粉、香油调成芡汁。
2.炒锅注油烧至七成热,放入肉丝滑熟盛出;锅内加入少许底油烧热,入豆芽翻炒,加盐炒至七成熟。
3.炒锅注油烧热,下入葱姜炒香,放入豆芽、肉丝,倒入芡汁,翻炒均匀即可。

滋肾补肺,润肠通便,能有效防治妊娠期便秘。

茄泥肉丸

【材料】茄子300克,猪肉150克,鸡蛋2个,酱油、白酒、盐、胡椒粉、淀粉、大葱、姜、植物油各适量。

【做法】
1.葱姜洗净拍碎,浸泡在凉水中;猪肉剁碎,加入酱油、白酒、盐、胡椒粉及淀粉拌匀。
2.茄子洗净切条,蒸软,加少许葱、姜汁,捣成泥,拌入肉泥中,按同一方向搅拌至糊状;鸡蛋打散,茄泥肉酱挤成小丸。
3.炒锅注油烧热,将茄泥肉丸蘸蛋液滚上生粉下锅炸,先用中火,再改小火炸熟内部,最后用大火炸脆外皮,捞起放盘中即成。

含有丰富的优质蛋白质、必需的酸、维生素E和维生素P,能改善缺铁性贫血;具有补肾养血,滋阴润燥的功效;防止小血管出血,具有降低胆固醇的功效。

菠菜拌粉丝

【材料】菠菜300克,粉丝700克,虾米25克,香油、葱花、酱油各适量。

【做法】

1. 将菠菜择洗干净,去根,放入开水锅中烫一下,迅速捞出,过凉,挤去水分,切成段。
2. 粉丝用温水泡发,再放入凉水中过凉,切成段,放在盘中;虾米洗净,放入沸水中略烫捞出。
3. 将菠菜、粉丝、虾米、香油、葱花、酱油拌匀,盛入盘中即可。

香辣爽口,能够预防妊娠期贫血,具有健脾开胃的功效。

菠萝牛排

【材料】牛里脊肉300克,菠萝肉150克,青椒末、香菜、柠檬汁、葱、蒜、盐、色拉油各适量。

【做法】

1. 将香菜洗净切末;葱切成葱花,蒜切末;牛肉洗净切块,再用刀拍成厚片,加入柠檬汁、青椒末、香菜末、葱花、蒜末、盐、色拉油,拌匀腌渍约1小时。
2. 菠萝肉切成厚片备用。
3. 将牛排码入烤盘内,一块牛排上放一片菠萝,浇上菠萝汁,放入预热至210℃的烤箱,烤熟即可。

富含丰富维生素、磷、蛋白质,能提高准妈妈机体抗病能力。

芝麻菠菜

【材料】菠菜300克,熟芝麻50克,香油、鸡精、盐各适量。

【做法】

1. 锅中加清水烧开,放入择洗干净的菠菜焯至断生,捞出凉凉,沥干水分。
2. 将焯好的菠菜切成段,放入盘内,加香油、鸡精、芝麻、盐拌匀即可。

富含丰富叶酸,满足准妈妈身体需求。具有开胃、补气、健脾的功效。

麻婆西施粥

【材料】大米 200 克,豆腐、对虾各 100 克,高汤、甜豆、番茄酱、白砂糖、豆瓣辣酱、葱、姜、蒜、香油、味精各适量。

【做法】
1.大米淘洗干净,加水煮成稠粥;将虾剔去肠泥洗净,放入稠粥里煮熟;把粥倒入盘内;豆腐切丁。
2.锅内加适量油烧热,放入葱、姜、蒜爆香,倒入高汤,加番茄酱、甜豆、豆腐丁、辣豆瓣酱、白糖、香油、味精一起煮成芡汁,把芡汁淋在虾和粥上即可。

富含人体必需的 8 种氨基酸,增强准妈妈体质。

肉丝菠菜

【材料】菠菜 400 克,猪肉 100 克,香菜末、味精、蒜泥、酱油、料酒、醋、白糖、淀粉、花椒粉、香油、盐、花生油各适量。

【做法】
1.将猪肉洗净,切成细丝,用湿淀粉抓匀上浆。
2.菠菜择洗干净,焯后过凉,挤去水分,切成段,装入盘内。
3.锅内加适量油烧至四五成热,放入肉丝滑炒,加酱油、料酒、花椒粉炒熟,出锅和菠菜段盛在同一盘内。
4.放上香菜末、米醋、蒜泥、白糖、味精、香油、盐,拌匀即可。

色泽艳丽,营养丰富,具有开胃、健脾的功效。

番茄翡翠片

【材料】水发玉兰片 150 克,番茄 4 个,黄瓜 50 克,葱姜丝、鸡精、水淀粉、高汤、盐、色拉油各适量。

【做法】
1.将番茄洗净,用开水略烫,去皮切成片;水发玉兰片切成薄片,黄瓜洗净切成片。
2.炒锅内加适量油烧热,用葱姜丝炝锅,加入番茄片、玉兰片、黄瓜片略炒,再加入高汤、鸡精、盐烧沸,用水淀粉勾芡,炒匀即可。

含有丰富的维生素、果酸,促进消化,缓解胃肠不适。

砂仁鲫鱼

【材料】净鲫鱼 350 克,砂仁 30 克,料酒、生抽、葱、姜、淀粉、盐、色拉油各适量。

【做法】
1. 将料酒、盐、淀粉拌匀,涂在鲫鱼身上;葱、姜切丝。
2. 碎砂仁放在鱼身上,上屉隔水蒸约 10 分钟,取出放入盘中。
3. 炒锅内加适量油烧热,下葱姜丝爆香,浇在蒸好的鱼上,淋少许生抽即可。

鱼肉鲜嫩,有健脑添髓的功效。

二、二月食谱

核桃仁烩虾球

【材料】核桃仁 100 克,鲜虾 350 克,火腿 25 克,淀粉、红萝卜、葱、姜、鸡精、芝麻油、盐各适量。

【做法】
1. 将红萝卜去外皮洗净,切成细丝;火腿切成小片;葱洗净,切成细丝;姜去外皮洗净,切成细丝。
2. 锅中加入适量水和少许盐,旺火煮沸,放入核桃仁略煮,盛入碗中泡约半小时,捞出沥干水分,再放入热油中稍炸捞出。
3. 将虾去壳去肠,洗净沥干水分,在背部切一刀,抹上盐腌约 10 分钟,下油锅炸熟捞出。
4. 锅内加适量油烧热,放入姜丝爆香,然后下入红萝卜丝、虾翻炒,用水淀粉勾芡,加入核桃、火腿片、葱丝、鸡精、盐,炒匀即可。

富含蛋白质及人体必需的不饱和脂肪酸,滋养脑细胞、增强脑功能。

鱼肉木耳汤

【材料】草鱼头 1 个(约 300 克),冬瓜 100 克,油菜、水发木耳各 50 克,熟猪油 100 克,精盐 10 克,胡椒粉 1 克,白糖 10 克,料酒 25 毫升,姜片、葱段各 10 克,植物油适量。

【做法】
1.将鱼头处理干净,在鱼头两面各划几刀,放入盆内,均匀地抹上精盐;油菜洗净后切薄片;冬瓜洗净后切片;木耳去根泡发。
2.锅中加少许植物油滑锅,加入猪油,放入鱼头,煎至两面呈黄色时,调入料酒;加盖略焖片刻,调入白糖、葱段、姜片,加入适量清水,用旺火将其煮沸,盖上锅盖,转用文火焖煮。待鱼皮起皱,鱼眼凸起,汤汁呈乳白色而浓稠时,加入木耳、冬瓜、油菜、胡椒粉、精盐,再次煮沸即成。

富含铁元素,防止妊娠期缺铁性贫血。

黄豆炖排骨

【材料】猪排骨 300 克,黄豆 150 克,盐、鸡精各适量。

【做法】
1.将黄豆浸软洗净;猪排骨洗净,剁成小块。
2.锅中加清水烧开,放入黄豆、排骨,加盖,小火煲约 3 小时,加入鸡精、盐搅匀即可。

肉烂豆香,有滋阴润燥、增强免疫力的功效。

奶油玉米笋

【材料】玉米笋 400 克,熟猪油 60 克,鲜牛奶 80 克,白糖 7 克,精盐 3 克,水淀粉、奶油、面粉各适量。

【做法】
1.将每个玉米笋切上花刀,放入沸水锅中焯烫一下捞出,沥干水分备用。
2.锅中加入熟猪油,烧至五成热时加入面粉炒开,加入少许水,加入鲜牛奶、精盐、白糖及玉米笋,用文火炒至入味,待汤快收尽时,用水淀粉勾芡,随后再淋入奶油即成。

补气益血、润肠通便,防治妊娠期便秘。

冬瓜蟹肉羹

【材料】冬瓜500克,花蟹1只,蛋白2只,姜片、上汤、葱各适量,盐、白糖、料酒、芝麻油、胡椒粉各适量,湿淀粉适量。

【做法】
1.花蟹泡洗干净,放入锅中隔水蒸八分钟,捞出拆肉。
2.冬瓜去皮、去瓤,切成小块,加入姜片及上汤同煲至熟烂,捞出姜片,将冬瓜及汤放入搅拌机中打成蓉。
3.将冬瓜蓉放入锅中煮沸,蟹肉加入盐、白糖、料酒、芝麻油、胡椒粉、湿淀粉及蛋白调匀放入锅中,撒上葱花即成。

肉味鲜美,有增强食欲的功效。

黄瓜炒奶汁番茄

【材料】番茄250克,黄瓜50克,葱姜末、精盐、高汤、水淀粉、植物油各适量。

【做法】
1.番茄洗净后去皮,切成片;黄瓜切成斜片。
2.锅中加入植物油烧至六成热,先用葱姜末爆香,然后再放入番茄、黄瓜片,略炒几下加入高汤、精盐,最后淋入淀粉调成芡汁,炒匀即成。

益气生津,增强准妈妈机体免疫力。

草莓绿豆糯米粥

【材料】草莓250克,糯米250克,绿豆100克,白糖适量。

【做法】
1.草莓冲洗干净,绿豆用清水浸泡三小时。
2.绿豆和糯米一起放入锅中,加入适量清水,先用大火将其煮沸,转用小火煮至米粒开花、绿豆熟烂时,加入白糖、草莓搅匀,再略煮片刻即成。

清热解毒,养心安神,缓解妊娠期不适

酸菜牛肉

【材料】牛肉、酸菜各250克,酱油、白糖、面粉、盐、植物油各适量。

【做法】
1. 牛肉洗干净后切成粒,用酱油和面粉拌匀。
2. 酸菜用清水泡洗干净,沥干水分后,剁碎备用。
3. 牛肉粒中加入少许植物油调匀,锅中加入适量油,烧至五成热加入牛肉,炒熟后,捞出备用。
4. 锅中再加油,烧至六成热时加入酸菜,调入白糖、盐(酸菜已有咸味,盐不可多放),再加入牛肉一同翻炒片刻即成。

肉香味美,增强体质,为胎宝宝补充多种氨基酸。

榄香肉末四季豆

【材料】猪肉150克,四季豆300克,橄榄菜100克,姜粒适量,生抽、白糖、面粉、胡椒粉、芝麻油各适量。

【做法】
1. 橄榄菜洗净,切碎;猪肉切碎,加腌料拌匀。
2. 四季豆去筋后洗净,切成细斜段,放入开水锅中焯三分钟,再放入冷水中浸冷,捞出沥干水分。
3. 锅中加油烧热,放入姜粒爆香;将四季豆回锅烧至熟烂,加入调味料煮至水分收干,捞出备用。
4. 锅中重新加油烧热,加入猪肉炒至熟,加入橄榄菜炒匀,再加入四季豆炒匀即成。

调理肠胃,益气生津,防治妊娠呕吐。

脆爆海带

【材料】水发海带150克,面粉25克,酱油8克,香油5克,白糖3克,精盐2克,醋、料酒各适量,水淀粉10克,蒜泥5克,植物油300毫升(实耗约50毫升)。

【做法】
1.水发海带冲洗干净,切成块,加入面粉挂糊,放入六成热的油内炸至面糊变色后捞出;锅中将油烧至八成热,将海带回锅重新炸至淡黄色,捞出,将油沥干备用。
2.锅内留少许底油烧至五成热,倒入酱油、白糖、精盐、料酒、醋、蒜泥,煮沸后用水淀粉勾芡,加入海带,翻炒均匀,淋入香油炒匀即成。

降低血压,防治准妈妈孕期水肿症状。

酱汁牛子骨

【材料】牛子骨500克,洋葱40克,白糖3克,酱油4毫升,松肉粉、面粉各适量,植物油5毫升,黑胡椒粉2克,番茄汁5克。

【做法】
1.牛子骨冲洗干净,斩成大块,调入腌料,腌渍约20分钟。
2.洋葱去皮洗净后,切成丝。
3.锅中加适量油烧至五成热,放入牛子骨煎至熟透捞出。
4.锅中重新加适量油烧热,加入洋葱爆香,加入黑胡椒粉和番茄汁煮沸。
5.锅中重新放入牛子骨,煮至汁液收干即成。

色香味美,增强体质,补充体力。

甜酱排骨

【材料】小排骨1 000克,甜面酱20克,蒜末5克,番茄2个,精盐、白糖、植物油各适量。

【做法】
1.番茄洗净切片,摆放在碟边。
2.小排骨斩成小块,洗净后加入沸水煮约20分钟,待熟透后捞出。
3.锅中加适量油烧至六成热,加入蒜末及甜面酱,爆香后倒入煮软的排骨略炒,再加入适量原排骨的高汤,加入精盐、白糖,转用文火,汤汁将干即可。

酸甜可口,健体强身。

三、三月食谱

油豆腐炒油菜

【材料】油豆腐 50 克,油菜 200 克,植物油、酱油各适量,精盐、白糖各 2 克。

【做法】

1. 油菜洗净后切成段,梗叶分开备用,油豆腐切成小块。
2. 锅中加油烧热,先加入菜梗煸炒片刻,调入少许盐,再下菜叶煸炒几下,然后加入油豆腐略炒,加酱油和白糖,再加入适量清水,翻炒至菜熟即成。

富含优质蛋白、多种氨基酸,生津止渴、清洁肠胃。

土豆烧肉片

【材料】土豆 300 克,牛胸脯肉 750 克,精盐 8 克,葱段、白糖、姜片各 10 克,花椒、茴香各 5 克,酱油、植物油各适量。

【做法】

1. 牛肉洗净后切成小块,放入沸水锅焯煮至熟透捞出。
2. 土豆去皮洗净后切成块,锅中加油烧至八成热,加入土豆,炸至呈金黄色时捞出将油沥干。
3. 锅内留少许底油烧热,加入牛肉、葱段、姜片、花椒、茴香炒至牛肉变色,加酱油、白糖、精盐及适量清水,待煮沸时撇去浮沫,用文火炖约 90 分钟,最后加入土豆炖煮,待熟后即成。

补脾和胃,益气补血,防治妊娠贫血。

奶油白菜

【材料】大白菜 250 克,鲜牛奶 50 克,盐 6 克,淀粉 2 克。

【做法】

1. 将白菜冲洗干净,切成长段。
2. 锅中加油烧至八成热,稍凉,加入白菜和适量清水,炖至七成熟,调入盐。
3. 淀粉加适量水调匀,再加入适量牛奶,淋在白菜上,再次煮沸即成。

清热解毒,消炎安神,防治妊娠便秘。

榨菜蒸牛肉

【材料】榨菜 50 克,牛肉 200 克,红糖、淀粉、酱油、植物油各适量,胡椒粉、白糖少许。

【做法】

1. 榨菜、牛肉洗净切成片;将牛肉片加酱油、红糖、淀粉、植物油、胡椒粉及适量清水搅拌均匀,腌渍约 10 分钟。榨菜片加入少许白糖搅拌均匀,将其拌入牛肉片中。
2. 将牛肉片和榨菜片放在碟子中,上锅蒸 15 分钟至牛肉熟烂即成。

开胃健脾,增加食欲。

甜椒牛肉丝

【材料】甜椒、牛肉各 200 克,植物油适量,青豆 15 克,酱油 15 毫升,精盐 4 克,嫩姜 25 克,淀粉 20 克,鲜汤适量。

【做法】

1. 先将牛肉洗净,切成大小均匀的丝,加入淀粉、精盐拌匀;嫩姜、甜椒分别洗净切成细丝;洗净青豆备用。
2. 取一只小碗,调入酱油、鲜汤、淀粉,兑成芡汁。
3. 锅中加入适量植物油,烧至六成热,放入甜椒丝炒至断生,捞出备用。
4. 锅中重新加入适量油,烧至七成热,加入肉丝炒散,炒至断生,再加入姜丝、甜椒丝、精盐,炒出香味,淋入芡汁,最后加入蒜苗段,翻炒至熟即成。

温中养血,滋补强身,清热解毒,增进食欲。

糖醋排骨

【材料】猪排骨500克,白糖50克,香油10克,醋25克,料酒20克,红糟2克,精盐5克,姜末、葱末、植物油各适量。

【做法】
1.排骨洗净后剁成小块,置于盆内,加入适量盐水腌渍约4个小时。
2.锅中加油,烧至七成热,加入排骨炸至变色捞出。
3.另取一锅,加入植物油烧热,先加入葱、姜末爆香,加入排骨、白糖、料酒、醋和适量清水,转文火煨约20分钟,待排骨烂熟后,加入红糟,淋入香油即成。

富含蛋白质、脂肪,有强身健体的功效。

鸡脯扒小白菜

【材料】熟鸡脯肉400克,小白菜100克,精盐4克,植物油50毫升,料酒10毫升,牛奶50毫升,葱花5克,水淀粉15克,鸡汤适量。

【做法】
1.将小白菜洗净,每棵切成4瓣,置沸水中焯烫至熟透,捞出过凉,整齐地码在盘中,沥干水分备用。
2.锅中加油烧热,先用葱花爆香,调入料酒、鸡汤和精盐,加入小白菜和鸡脯,转用文火煮沸,加入牛奶、水、淀粉勾芡即成。

益肾填髓,健脑安神,补益气血。

冬菇油菜肉丸汤

【材料】油菜250克,冬菇50克,肉丸、上汤、姜片、盐、白糖各适量。

【做法】
1.冬菇用凉水泡软后,切成片;油菜用清水冲洗干净后切成段。
2.锅中加油烧至六成热,放入冬菇微炒后加入上汤煲煮,加上肉丸用文火煲约15分钟。
3.加入油菜煮至熟烂,加入盐、白糖调味即成。

补气补血,清热祛风,增强机体免疫力。

美味香菇盒

【材料】瘦猪肉150克,香菇50克,鸡汤90毫升,鸡蛋1只,干淀粉25克,火腿25克,酱油20毫升,葱10克,精盐、植物油适量。

【做法】

1.香菇用温水泡发,摘去蒂,洗净后捞出、摊开、压平,备用。
2.猪肉、火腿、葱分别切成碎末,鸡蛋打成蛋液,同干淀粉、酱油、精盐拌匀,制成肉馅备用。
3.将香菇摊开,把调好的肉馅摊在香菇片上,另取一片香菇做盖,制成香菇盒。放在大盘子上,入锅蒸15分钟,取出。
4.将余下的精盐、酱油、鸡汤调成汁,淋在香菇盒上即成。

通便排毒,增强机体免疫力。

什锦鸡丁

【材料】鸡肉300克,青豆150克,榄仁100克,红萝卜20克,蒜蓉、料酒、精盐、蛋清、面粉、姜汁、白糖、麻油、胡椒粉各适量,植物油两茶匙。

【做法】

1.榄仁放入沸水中焯一下捞出沥干,放入油中炸至微黄色盛出待用。
2.洗净青豆,放入沸水中焯完后捞出用冷水冲凉;红萝卜洗净去皮切成小粒。
3.鸡肉洗净切成粗粒,加入精盐、蛋清、面粉、姜汁拌匀,腌渍20分钟备用;精盐、白糖、面粉、麻油、胡椒粉加适量清水调成汁待用。
4.将锅加适量植物油烧热,爆香蒜蓉,加入青豆、红萝卜微炒,将鸡肉回锅,加料酒,下芡汁料及榄仁翻炒均匀即成。

润肤养颜,化痰下气。

菠萝鸡肾

【材料】新鲜菠萝150克(或罐装菠萝两片),鸡肾5个,青椒1只,红椒半只,蒜2粒,料酒少许,盐、面粉、番茄汁各适量,糖、醋、芝麻油少许,清水适量。

【做法】

1.鸡肾用盐擦洗干净,切去白筋,用刀在上面切菱形花纹,放入开水中煮3分钟,盛起沥干。

2.菠萝冲净沥干,切成块状;青、红椒洗净,去子切块;将面粉、盐、番茄汁、糖、醋、芝麻油加适量清水调成芡汁备用。

3.将锅加适量植物油烧热,爆香蒜,放入鸡肾、青、红椒及菠萝,加料酒,下芡汁料翻炒均匀即成。

味道酸甜,开胃,促进食欲,缓解孕期呕吐。

清蒸大虾

【材料】大虾500克,料酒、酱油各15克,香油10克,醋25克,清汤50克,葱、姜、花椒各适量。

【做法】

1.将大虾洗净,将腿、须除去,摘除沙袋、沙线和虾头,切成4段;将葱切条,将姜一半用于切片,剩下的一半切末。

2.将大虾段摆进盘子里,加入料酒、葱条、姜片、花椒和清汤,上笼蒸10分钟左右取出,拣出葱、姜、花椒,装盘。

3.用醋、酱油、姜末和香油勾兑成汁,以供蘸食。

富含优质蛋白质、维生素、钙及多种矿物质,补充机体所需的钙元素,促进胎宝宝成长。

四、四月食谱

蔬菜鸡蛋色拉

【材料】黄瓜 200 克,火腿 150 克,胡萝卜 100 克,熟鸡蛋 2 个,奶油、低脂色拉酱、盐各适量。

【做法】

1. 胡萝卜洗净切成丁,在沸水中焯一下;将黄瓜洗净切丁,加少量盐拌匀,腌 10 分钟左右;火腿切丁。
2. 鸡蛋去壳,蛋白切成丁,蛋黄压碎,用奶油和低脂色拉酱拌匀。
3. 将胡萝卜丁、黄瓜丁、蛋白丁、火腿丁装入盘中,淋上色拉酱,撒上碎蛋黄酱即可。

口感清爽,易于消化,增强食欲。

板栗炖子鸡

【材料】净子鸡 1 只(约 500 克),板栗 150 克,白糖、酱油、料酒、葱、姜、盐、色拉油各适量。

【做法】

1. 将子鸡洗净切块,加料酒、酱油拌匀,腌约 10 分钟。葱切段,姜切片备用。
2. 将板栗逐个切口,用开水煮熟捞出,趁热剥掉外壳和内衣。
3. 锅内加适量油烧热,放入鸡块、葱段、姜片略炒,加入白糖、盐、酱油、料酒和水烧开,撇去浮沫,改用小火焖 20 分钟,放入板栗,继续焖至板栗酥软为止,用旺火收浓汤汁即可。

板栗绵软,鸡肉酥烂,风味独特。

豆芽鸡丝

【材料】鸡脯肉 350 克,绿豆芽 200 克,鸡蛋清、鸡精、水淀粉、料酒、香油、盐、色拉油各适量。

【做法】

1. 将鸡脯肉洗净切丝,用蛋清、鸡精、盐、水淀粉抓匀;绿豆芽洗净去根。
2. 锅中加适量油烧热,放入鸡丝滑散,捞出沥油。
3. 锅中留少许底油烧热,放入豆芽,加入料酒、鸡精、盐,加少量水烧开,用水淀粉勾芡,倒入鸡丝翻炒,淋上香油装盘即可。

鸡肉嫩滑,清爽开胃,易于消化。

椰子鸽肉汤

【材料】鸽肉 300 克,椰子 350 克,猪肉 50 克,银耳 25 克,红糖、蜜枣各适量。

【做法】

1. 将银耳用清水泡发、洗净,撕成小块;椰子去皮,椰肉切成小块;椰肉、银耳用开水煮 3 分钟;鸽子宰杀洗净,开水焯好备用;猪肉切成小块。
2. 锅内添适量开水,放入鸽肉、椰肉、猪肉、蜜枣、银耳烧开,转小火煮 3 小时,加适量红糖即可。

补血安胎,强筋壮骨,缓解食欲不振,四肢乏力。

黑豆红枣炖鲤鱼

【材料】净鲤鱼 1 条(约 500 克),黑豆、红枣、味精、盐各适量。

【做法】

1. 将鲤鱼、红枣洗净;黑豆放锅中炒至豆壳裂开,洗净备用。
2. 锅内加适量开水,将鲤鱼、红枣、黑豆放入,慢火熬至豆烂肉熟,加味精、盐调味即可。

具有益气、利水,治疗全身浮肿的功效。

果脯八宝粥

【材料】糯米 200 克,莲子、杏脯、蜜枣、冬瓜条、核桃仁、山楂糕、桃脯各 25 克,桂花酱、白糖各适量。

【做法】

1. 将糯米淘洗干净,放入锅中,加适量水,煮成黏稠状为宜。
2. 莲子、杏脯、蜜枣、冬瓜条、核桃仁、山楂糕、桃脯切成小丁,加桂花酱和白糖拌匀,撒入粥内即可。

果味香甜,营养丰富,为准妈妈补充多种营养元素。

荷叶凤尾鱼

【材料】凤尾鱼 500 克,荷叶 150 克,料酒、猪油、酱油、花椒粉、味精、香油、辣椒油、淀粉、葱、姜、盐各适量。

【做法】

1. 将鱼收拾干净,去头部,鱼身切成块,荷叶切成大圆形,葱切成葱花,姜切末。
2. 用料酒、猪油、酱油、花椒粉、味精、香油、辣椒油、淀粉、葱、姜、盐将鱼腌好。
3. 将荷叶放在蒸笼上,鱼放在荷叶上,上面再盖一张荷叶,用大火蒸 15 分钟即可。

补虚养身,调理气血,健脾开胃。

海米鸡蛋羹

【材料】鸡蛋 3 枚,熟鸡脯肉末、海米、冬笋、香菇、酱油、葱汁、姜汁、料酒、盐、色拉油各适量。

【做法】

1. 将海米用温水泡软,洗净剁细;鸡蛋打散;冬笋切末。
2. 香菇用温水泡软,去蒂,洗净切粒,与熟鸡脯肉、海米、冬笋末、料酒、葱汁、姜汁、酱油、盐、色拉油、清水、蛋液搅匀。
3. 上锅用大火蒸开,转小火蒸约 15 分钟,至蛋液呈豆腐脑状即可。

营养味美,为准妈妈及胎宝宝提供充分的钙元素。

五、五月食谱

家常鸡蛋汤

【材料】小白菜200克,木耳100克,黄花菜50克,鸡蛋2枚,胡椒粉、味精、葱花、香油、盐各适量。

【做法】
1.锅内加适量清水烧开,放入择洗干净的小白菜、木耳、黄花菜。煮至变软,打入鸡蛋,搅散。
2.加入胡椒粉、葱花、味精、盐、香油调味即可。

促进消化,增强食欲,通便排毒。

芝麻黄鱼排

【材料】净黄鱼550克,白芝麻100克,鸡蛋2枚,料酒、葱、姜、水淀粉、白糖、盐、色拉油各适量。

【做法】
1.葱切成葱花,姜切成末;黄鱼取肉,切片,加料酒、葱花、姜末、白糖、盐拌匀,腌渍入味。
2.将鸡蛋打散,加入水淀粉调成蛋糊。
3.锅内加适量油烧至六成热,将黄鱼片的两面蘸匀蛋糊、芝麻,下锅炸至金黄色,捞出沥油,改刀切成细条即可。

静心安神,补益气血,健脾开胃。

鸡肝小米粥

【材料】鸡肝100克,小米150克,豆豉、姜、盐各适量。

【做法】
1.将鸡肝洗净,切成小块;姜切成末。
2.把小米洗净,放入锅中,加清水煮沸,放入鸡肝块、豆豉、姜末煮成粥,加盐调味即可。

补肝养血,和胃明目。能够缓解孕中期肝血不足所致的两目昏花等症。

核桃仁拌芹菜

【材料】芹菜 250 克,腐竹、核桃仁各 50 克,香油、鸡精、盐各适量。

【做法】

1. 腐竹用温水泡开,切菱形块;芹菜择洗净,切斜丝。
2. 将腐竹、芹菜丝分别用开水焯一下,捞出沥干水分,装盘,加香油、鸡精、盐拌匀。
3. 将核桃仁用开水泡发,去皮,用开水焯一下,捞出撒在芹菜、腐竹上即可。

 芹菜脆嫩,清爽开胃,增进食欲。

板栗烧菜心

【材料】板栗 150 克,嫩白菜 350 克,笋片 50 克,高汤、白糖、鸡精、水淀粉、盐、色拉油各适量。

【做法】

1. 将白菜洗净切成块,笋片洗净;板栗逐个切口,放入开水锅中煮熟捞出,趁热剥去外壳和内衣,切成片。
2. 锅内加适量油烧热,下入白菜炒至断生出锅,再放入沸水中焯去浮油。
3. 锅内加入高汤,放入笋片、板栗煮熟,加入白菜、白糖、盐烧熟,撒入鸡精,用水淀粉勾芡,炒匀即可。

 富含多种营养成分,白菜与板栗功效互补,有益肠胃健康。

孜然排骨

【材料】猪排骨 500 克,小葱 50 克,孜然、豆瓣、酱油、冰糖、姜、蒜、色拉油各适量。

【做法】

1. 猪排洗净剁成 7 厘米左右长段,在沸水中焯烫至断生后捞出,沥干水分;豆瓣剁细,小葱切段,姜和蒜切粒。
2. 炒锅内加适量油,油热后放少许冰糖,冰糖溶化后加豆瓣、姜和蒜翻炒,再放入猪排、酱油、孜然翻炒至收汁,撒入葱段再翻炒几下,出锅即可。

色香味俱全,补益五脏,增强体质。

六、六月食谱

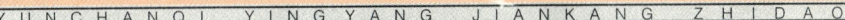

木耳拌海蜇丝

【材料】木耳 100 克,海蜇皮 300 克,醋、酱油、葱、蒜、香油、味精各适量。

【做法】

1. 将海蜇和木耳泡发,洗净切丝,开水烫熟,捞出盛入盘中,凉凉;葱切末,大蒜去皮捣成蒜泥。
2. 将醋、酱油、香油、味精、葱末、蒜泥浇入盘中拌匀即可。

 富含蛋白质、无机盐、碘,预防孕期缺碘。

鲜肥头鱼汤

【材料】鲜肥头鱼 1 000 克,葱 50 克,姜 30 克,料酒 50 克,蒜 30 克,酱油 30 克,盐 5 克,醋 15 克,白糖 20 克,高汤 250 克,豆瓣酱 30 克,水淀粉 80 克,植物油适量。

【做法】

1. 将鱼处理干净后切块,用酱油、盐、料酒腌渍备用;姜切末、葱切大段、蒜切末。
2. 取一锅置火上,加入适量植物油,待油热后把备好的鱼放入锅中,炸至半熟时取出。另取一锅倒适量油,待油热后下蒜、姜、豆瓣酱、葱段爆炒至油变红色时,加高汤、醋、酱油、料酒、糖以及炸好的鱼,用武火煮沸后换用文火烹熟,出锅前加水淀粉勾芡,滴几滴醋盛盘,撒上葱花即可。

 健脾和胃,消除孕期水肿。

生菜鱼豆腐汤

【材料】鱼1条,豆腐100克,生菜300克,姜1片,植物油适量。

【做法】

1.将鱼处理好后沥干水,备用;豆腐切丝;生菜择为寸长。

2.将锅内放入鱼,炸至金黄后取出。锅内放入新油加热,加入姜片爆炒至香,然后放入炸好的鱼,并加入适量水,以武火烧沸后放入豆腐丝,煮至15分钟后加入生菜,待汤开后加盐调味即可。

营养丰富,宽中和胃,预防准妈妈孕期缺钙。

什锦牛骨汤

【材料】牛骨500克,红萝卜1个,番茄2个,椰菜100克,洋葱半个,胡椒3粒,精盐适量。

【做法】

1.红萝卜洗净去皮切大块;牛骨洗净切块备用;番茄洗净切块;洋葱洗净切片;椰菜洗净切块。

2.取瓦煲置火上,然后将牛骨、红萝卜块、番茄块、椰菜块、洋葱片以及胡椒粒放入煲内,并加入适量清水,煲两个小时后加盐即成。

理气开胃,养筋壮胃。

虾仁豆腐汤

【材料】鲜虾仁75克,豆腐条100克,黄瓜丁、胡萝卜丁各少许,高汤、蛋清、料酒、精盐、湿淀粉、胡椒粉、植物油各适量。

【做法】

1.取一锅置火上,加入油,待油热后放入虾仁,当虾仁炸熟后出锅。

2.另取一锅置火上,并加入高汤、豆腐条,用料酒、精盐、味精调味,用湿淀粉勾芡,撒上胡椒粉,再加入炸好的虾仁,最后倒入蛋清,搅匀即成。

含钙量高,营养丰富,促进胎宝宝生长。

韭黄炒鸡蛋

【材料】韭黄(韭芽)300克,鸡蛋4枚,色拉油适量。

【做法】

1.将韭黄洗净切段,鸡蛋打散,一同加入盐和味精拌匀。
2.锅内加适量色拉油烧热,倒入鸡蛋液,加盖,大火翻炒3分钟即可。

增进胃肠蠕动,可有效预防孕期便秘。

玉竹沙参老鸭汤

【材料】老鸭1只(约500克),玉竹、北沙参各100克,姜、味精、盐各适量。

【做法】

1.老鸭洗净,剁块;玉竹、北沙参洗净;姜洗净,切片。
2.锅内加适量清水,放入老鸭、玉竹、北沙参、生姜,用大火烧沸,转小火煲2小时,加味精、盐调味即可。

滋阴清肺,养胃生津,补虚养身。

七、七月食谱

鲜干贝

【材料】干贝100克,鸡蛋1个,盐2克,湿淀粉50克,葱末、姜末各适量。

【做法】

1.先将干贝清洗几遍,去掉硬边,再用温水洗净,上屉蒸烂,除去汤汁后将干贝搓碎,与高汤、蛋清、料酒、葱末、姜末、盐、水淀粉搅匀。
2.将锅置于火上,加适量植物油烧热,放入干贝炒熟即可。

促进循环,补中益气,促进食欲。

翡翠虾仁

【材料】鲜虾仁 400 克,马蹄 100 克,熟金华火腿 40 克,菠菜 200 克,料酒、精盐、干淀粉、蛋清、鸡汤、葱白、植物油各适量。

【做法】

1. 将虾仁挑去沙线后洗干净,沥干水分;将菠菜洗净后,切碎捣烂,用纱布将菠菜汁挤出;将火腿、马蹄均切成虾仁大小的丁;将葱白洗净后切段。
2. 将菠菜汁用火烧开,捞出浮在上面的一层绿色沫,放入小盘内,适量地放入虾仁搅匀,待虾仁变成绿色后,再加入料酒、精盐、蛋清、干淀粉拌匀上浆。
3. 将炒锅置火上,锅中放入少许油,待油烧至四成热时,放入虾仁滑散至熟起锅,倒入漏勺滤油。炒锅再放置火上,加少许鸡汤,下入马蹄、火腿、葱白略炒,倒入虾仁,加入料酒,再加少许盐,翻炒均匀即成。

补肾健脾,增强体力。

营养豆腐皮

【材料】豆腐皮 200 克,香菇 10 克,当归、枸杞各 25 克,人参 20 克,红枣 10 颗,盐、料酒各适量。

【做法】

1. 将豆腐皮切成细条,每条折成四叠后挽成一个结;香菇用温水泡软。
2. 将香菇、豆腐皮结及四种药材放入炖锅内,加入盐、料酒煮沸。
3. 改成文火炖煮一小时即可。

具有清热润肺、止咳消痰、养胃、解毒、止汗等功效。

莲子百合煨瘦肉

【材料】莲子、百合各 50 克,猪瘦肉 200 克,葱、姜、料酒、食盐各适量。

【做法】

1. 将莲子去心,用清水将百合、莲子洗净;将猪瘦肉洗净后,切成长 4 厘米、厚 1 厘米的块。
2. 将莲子、猪瘦肉、百合一同放进锅内,加适量水,再放入葱、料酒、食盐。
3. 用大火将水煮沸,再改用文火煨炖一小时即成。

滋阴养颜,养心安神,增强体质。

番茄虾片

【材料】净虾肉 200 克,黄瓜 60 克,番茄汁 50 克,盐 3 克,香油 10 克,葱、姜、糖适量。

【做法】
1. 将净虾肉用刀在背脊处剖成两瓣,但不要剖断,沿着虾尾部向头部每隔 3 毫米切一刀,并依次完全切好,将改好刀的虾肉放在碗里,放入盐抓匀,腌渍片刻让虾肉入味。
2. 将锅置于火上加油烧热,至六成热时,放入虾片滑散,捞出沥油。
3. 将葱姜切成末,锅内用香油做底油,待油热后将葱末、姜末放入锅,煸炒出香味,然后加入番茄汁煸炒,炒熟后,加入糖、盐,将过油的虾片倒入锅里,颠翻几下,淋油即可。
4. 装盘时,把黄瓜洗净,用斜刀切成薄片围边装饰,中间放入番茄虾片。

利尿消肿,补虚安胎,促进消化。

川贝酿梨

【材料】川贝母 12 丸,雪梨 6 个,糯米、冬瓜条各 100 克,冰糖 100 克,白矾适量。

【做法】
1. 将糯米淘洗干净后,蒸成米饭;将冬瓜条切成黄豆般大小颗粒;将川贝母研碎;将白矾溶化成水。
2. 将雪梨削皮后,在蒂把处下刀切下一块作为盖,用小刀挖空梨核,浸没在白矾水中,以防梨肉变色。然后将削好的梨肉在沸水中烫一下,捞出放入凉水中过凉。将糯米饭、冰糖屑、冬瓜粒、川贝母拌匀装入梨内,盖好蒂把,装入碗内,上笼用大火蒸约 50 分钟,等到梨烂后即成。
3. 在锅内放入清水 300 克,用大火烧沸后,加入剩余冰糖,冰糖溶化后收浓糖汁,在雪梨出锅时,逐个浇在雪梨上。

清热平肝,养肤润肺,清火除热。

砂仁猪肚条

【材料】砂仁末10克,猪肚500克,花椒、胡椒粉、葱白、生姜、植物油、食盐、料酒、高汤、水豆粉适量。

【做法】

1.将猪肚洗净后,放入沸水锅内汆透捞出,将内膜刮去。

2.将高汤放入锅内,加入猪肚,再放入生姜、花椒和葱白,待猪肚煮熟后,除去血泡沫,把猪肚起锅,凉凉后切成条。

3.在锅内加入少许原汤,用大火烧开,下入肚条、胡椒粉、砂仁末、植物油,然后用水豆粉炒匀即成。

增强食欲,增强准妈妈机体免疫力。

八、八月食谱

西芹鸭丁

【材料】净鸭肉300克,西芹、胡萝卜各130克,腰果、青豆各50克,马蹄4个,鸡蛋1个,葱白丁、姜片、淀粉、盐、鸡精、色拉油适量。

【做法】

1.将鸭肉洗净,切成丁,与鸡精、盐、蛋清、淀粉一起拌匀;将胡萝卜、西芹、马蹄洗净后切成丁;将西芹丁、胡萝卜丁、马蹄丁、青豆加盐腌渍片刻,放在锅中过油。

2.将腰果放入加盐的沸水锅中焯烫片刻后捞出,沥干水分后放入油锅中炸香。

3.在锅中放入色拉油烧热,下入鸭丁炸至金黄,捞出沥油;在锅中留少许底油烧热,放入葱白丁、鸭丁、马蹄丁、西芹丁、胡萝卜丁、青豆炒匀,淋上水淀粉勾芡,加入腰果装盘即可。

有促进食欲、健脑、清肠利便、解毒消肿、促进血液循环等功效。

鸭心燕窝汤

【材料】鸭心300克,燕窝100克,盐、植物油各适量。

【做法】

1. 将燕窝用清水浸软后洗净;将鸭心洗净,过油后备用。
2. 在锅内添入适量清水,放入鸭心、燕窝煮开,然后改成慢火煮60分钟。
3. 煮至汤色变浓,放入适量盐调味即可。

此汤能够健脾开胃,增进食欲。

杏仁瘦肉汤

【材料】猪瘦肉300克,菊花、桑叶、苦杏仁、姜、盐、味精各适量。

【做法】

1. 将猪瘦肉洗净后,切成小块。
2. 在锅内添加适量清水,加入猪瘦肉、菊花、桑叶、苦杏仁、姜,煮两小时,用味精、盐调味即可。

此汤能够疏风散热,祛痰解郁。

牛肉丸子汤

【材料】牛肉300克,猪肉末200克,芹菜末100克,香菜、木耳各25克,鸡蛋1个,高汤、葱汁、姜汁、大葱、姜、盐、味精、淀粉、胡椒粉、香油各适量

【做法】

1. 将牛肉洗净后剁成泥,加入葱汁、姜汁,不断搅拌,再加入肥肉末、芹菜末、鸡蛋液、盐、味精、胡椒粉、淀粉搅拌均匀,制成丸子。
2. 在锅内添加适量高汤烧沸,下入丸子,烧煮片刻,撇去汤上的浮沫,改用慢火煮熟。
3. 用盐和味精调味,撒上香菜末,淋上香油,即可出锅。

此菜滑嫩鲜香,汤清味浓。

青椒土豆丝

【材料】土豆5个,青椒2个,盐、鸡精、葱花、色拉油各适量。

【做法】

1.将土豆洗净后削去外皮,切成细丝,放在清水中浸泡15分钟;将青椒洗净后去子,切成丝。

2.在炒锅内加入适量色拉油烧热,下入青椒炒至颜色翠绿,盛在盘中备用。

3.锅中留少许底油烧热,放入葱花煸香,放入泡好的土豆丝炒熟,再放入青椒丝、盐、鸡精和少量清水,炒匀即可。

含有抗氧化的维生素和微量元素,能增强体力。

拌豆腐

【材料】豆腐1块(约300克),猪瘦肉100克,樱桃、莴笋丝、大葱、豆瓣酱、白糖、淀粉、酱油、香油各适量。

【做法】

1.将豆腐加水煮两分钟,过凉后捞起沥干水分,放在盘中备用。

2.将瘦肉切成末,葱洗净后切成末,加入豆瓣酱、酱油、芝麻油、白糖、水拌匀后一同放入盘中,上锅蒸两分钟。

3.将蒸过的拌料倒在炒锅内烧开,用湿淀粉勾芡,淋在豆腐上,并用莴苣丝、葱丝及樱桃点缀即可。

富含钙元素、维生素P、氨基酸,促进胎宝宝生长。

鲜贝蒸豆腐

【材料】鲜贝300克,豆腐1块(约300克),菜心100克,姜丝、鸡粉、豆酱、糖各适量。

【做法】

1.将鲜贝剖开,取出其中的贝肉,洗净备用。

2.将豆腐切成块,摆放在碟中,上面铺上鲜贝肉及姜丝、调料,上锅用大火蒸两分钟。

3.将菜心放在加了油盐的沸水锅中焯熟,捞出码在碟边即可。

这道菜具有清热生津、解毒、补中宽肠的功效。

玉米须小肚汤

【材料】猪小肚300克,玉米须、白茅根各50克,枣25克,淀粉、盐各适量。

【做法】

1.将猪小肚的肥脂去净后剖开,用盐和淀粉不断揉搓,去除臭味后洗净,放入沸水锅中煮15分钟,取出过凉。

2.将白茅根、红枣、玉米须洗净。

3.将猪小肚、白茅根、红枣、玉米须放入沸水锅内,用大火煮沸后,改用小火煲三个小时,用适量盐调味即可。

此汤可以清热祛湿,利水消肿。

九、九月食谱

红烧鲤鱼

【材料】黄芪10克,党参10克,鲜活鲤鱼1条(重约750克),水发香菇15克,冬笋片15克,白糖10克,姜、葱、蒜、料酒、盐、酱油、水淀粉、植物油、猪油、清汤各适量。

【做法】

1.鲤鱼去鳞、鳃、鳍,剖腹去除内脏,洗净后,在鱼身上切十字花刀;水发香菇切两半;姜、葱、蒜洗净,切好备用。

2.炒锅置旺火上,将植物油烧六成热,下入鲤鱼炸成金黄色,捞出沥油。

3.锅置火上,重新放入猪油、白糖,炒至枣红色,鲤鱼、党参、黄芪片同时下锅,加适量水烧开后改文火,煨至汤浓肉熟,将鱼捞出,去党参、黄芪片,放入笋片、香菇,烧开后用水淀粉勾芡,撒猪油,浇在鱼上即可。

健脑提神,养胃生津,缓解妊娠水肿。

爆炒腰花

【材料】猪腰子 200 克,笋片、木耳各适量,酱油、料酒各 25 克,葱丝、蒜片、醋、水淀粉、植物油各少许。

【做法】

1. 腰子切成两半去腰臊筋膜,切麦穗形花刀,改刀 4 块。
2. 将高汤加兑成汁。
3. 急火热油炸一下腰花,迅速出锅,倒在装有笋片、木耳的漏勺里。
4. 将所有料及调好的汁一同倒入锅内迅速翻炒几下,即可出锅。

增强免疫力,强筋壮骨,补虚养身。

乌骨鸡肝粥

【材料】粳米 100 克,雄乌骨鸡肝 2 叶,葱末、姜末、精盐各适量,芝麻油少许,清水适量。

【做法】

1. 鸡肝洗净切片,加精盐、葱末、姜末调拌均匀,腌制片刻;粳米淘净。
2. 锅内放粳米、清水,煮至成粥,加入鸡肝,再次滚开后加精盐调味,淋上芝麻油即可。

培益脏腑,温中益气,补血明目。

笋片烧鸭肝

【材料】肝 200 克,笋片 10 克,酱油 10 克,料酒 10 克,淀粉 15 克,姜、蒜、植物油各适量。

【做法】

1. 鸭肝洗净切薄片,置开水中氽 1 分钟后捞出投凉水中洗净。
2. 锅置火上,倒入植物油,待油热后下葱、姜、蒜爆香,加入鸭肝,放入料酒、笋片和酱油,烧开后,用淀粉勾芡,即可出锅。

补肝养血,明目润肠,开胃消食。

木瓜花生汤

【材料】木瓜1个,花生100克,排骨150克,盐、植物油各少许。

【做法】

1. 排骨切段,以盐、油腌制入味;木瓜去皮,去核,切块;花生浸泡去衣。
2. 排骨爆香后,加入3碗水放入花生,烧开后再煮片刻,加木瓜,煲至各料软烂即可食用。

补气益气,养血生肌,强健胎宝宝骨骼。

香菇炒菜花

【材料】菜花250克,香菇200克,鸡汤200克,植物油15克,鸡油10克,盐3克,葱、姜各2克,淀粉适量。

【做法】

1. 菜花择净洗好,切小块,焯好备用;香菇用温水泡发,洗净,去蒂。
2. 炒锅置火上,植物油烧热,下葱、姜煸炒出香味,加入鸡汤、精盐,爆开后取出葱、姜不用,加入菜花、香菇,文火煨至入味后,水淀粉勾芡,淋上鸡油,即可装盘。

和胃润肠,清热下火,健脾开胃,防治便秘。

鲜蘑汆小丸

【材料】猪肉泥150克,菜心100克,鲜蘑菇50克,鸡蛋液25克,精盐、味精、胡椒粉、葱汁、姜汁、绍酒、芝麻油、淀粉各适量。

【做法】

1. 将菜心洗净;将蘑菇洗净后切成片;将猪肉泥与葱汁、姜汁、精盐、绍酒、味精、鸡蛋液、淀粉一同搅拌上劲。
2. 在锅中加入适量清水烧沸,挤入肉丸子汆熟,加入菜心、蘑菇片烧至熟。
3. 用精盐、胡椒粉、味精、芝麻油调味,起锅后装碗即成。

能够补益肠胃,化痰散寒。

青椒里脊片

【材料】猪里脊 200 克,青柿椒 150 克,鸡蛋 1 个,料酒 10 克,芝麻油、干淀粉、精盐、水淀粉各 5 克,植物油适量。

【做法】

1. 猪里脊肉剔筋膜,切成柳叶状薄片,将血水漂洗干净,加鸡蛋清、干淀粉、精盐,均匀挂浆;青椒去蒂去子,切成与肉片大小相同的片。
2. 炒锅置火上,放少许油滑锅,再加入植物油烧至四成热,下里脊片滑熟,捞出把油沥净。
3. 原锅留少许油烧热,煸青椒片至变色,加入料酒、精盐和适量清水烧沸,再加水淀粉勾芡,倒入里脊片翻炒,淋上芝麻油,即可装盘。

能够起到补中益气,滋养脾胃,强健筋骨,止渴止涎的功效。

十、十月食谱

人参鸡片

【材料】鲜人参 10 克,鸡脯肉 250 克,黄瓜 25 克,鸡蛋清 1 个,冬笋 30 克,生姜、葱、香菜梗、精盐、料酒、鸡油、植物油、芝麻油各适量。

【做法】

1. 鸡脯肉切薄片;人参洗净,斜刀切成小片;冬笋、黄瓜均切成片;葱姜切成细丝;香菜梗切成长段。鸡肉片用盐拌匀腌制,再用鸡蛋清、水淀粉拌匀挂糊。
2. 锅内加适量植物油加热,待油烧至五成热时下鸡片,用铁筷子打散,熟后捞出,沥净油。用精盐、鸡汤及料酒兑成调味汁。
3. 锅内留底油,待烧至六成热时下葱丝、姜丝、笋片、人参片煸炒至熟,下黄瓜片、香菜梗、鸡片,烹上调味汁,翻炒几下,淋上芝麻油即可出锅。

补充元气,补血养身。

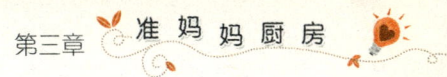

虾米烧菜心

【材料】青菜 1 000 克,笋 35 克,虾米 10 克,料酒、精盐少许,高汤、植物油各适量。

【做法】
1.青菜择去老叶、菜根,切成长段,取菜心 600 克洗净;笋切成厚片;虾米用水浸透。
2.开旺火,待植物油烧至六成热时,倒菜心入锅。
3.翻炒菜心 15 秒,加笋片、虾米和精盐,再翻炒 15 秒钟,倒入料酒和汤。
4.开中火烧约 10 分钟,待菜熟烂翻炒两下即可出锅。

 生津润燥,健脑补钙,促进胎宝宝发育。

酱牛舌

【材料】牛舌 750 克,酱油 75 克,花椒、大料各 3 克,糖少许,五香料 35 克,盐 35 克,葱、姜、蒜各 3 克。

【做法】
1.牛舌洗净后用开水烫一下,撕去舌皮,一剖两条。
2.将牛舌条放在水锅内(水没牛舌即可),将所有调味料及葱、姜、蒜一起倒入锅内煮两小时左右,煮烂后将牛舌捞出,拣净调料,凉凉后切片装碟。

 养阴健脾,开胃强身,补胃滋阳。

黑豆牛尾汤

【材料】牛尾 500 克,黑豆 100 克,姜、葱、盐各适量。

【做法】
1.将黑豆洗净;将牛尾洗净后斩成段;姜去皮洗净后切片;葱洗净后切段。
2.在锅内添加适量清水,放入牛尾、黑豆、姜片,用大火煮沸,然后改用小火炖至牛尾肉烂脱骨,用盐和葱段调味即可。

 益肾补虚,调理脾胃,补益气血。

鱼香鸽蛋

【材料】鸽蛋 25 个,泡红辣椒末 20 克,豌豆芽 80 克,葱花 20 克,姜末 10 克,蒜末 10 克,精盐 4 克,酱油 15 克,醋 10 克,白糖 15 克,鲜汤 150 克,干细豆粉 5 克,水豆粉 10 克,植物油适量。

【做法】

1.鸽蛋洗净后放入锅中,用中火煮沸后凉凉,剥壳,粘一层干细豆粉;用酱油、盐、醋、白糖、水豆粉、鲜汤调成芡汁备用。

2.锅内放植物油烧至五成热,将鸽蛋炸至金黄色捞出。炒熟豌豆芽入盘垫底,上面堆好鸽蛋。炒锅洗净,倒适量植物油烧至三成热,放入泡红辣椒末炒香,油呈红色时下姜、蒜再炒香,最后加芡汁,收汁后放葱花拌匀,淋在鸽蛋上即可。

功效 开胃健脾,补养气血,补肾养心。

第四章

产后饮食指导

一、产后饮食调养

1. 新妈妈所需营养特点

月子里的新妈妈需要大量营养素,必须讲究饮食方法,一般有以下几点要注意:

增加餐次

新妈妈每日进餐次数应多于一般人,以5—6次为宜,餐次增多有利于食物消化吸收,能够保证充足的营养。产后胃肠功能减弱,如一次进食过饱,会增加胃肠负担、减弱胃肠功能。采用多餐制有利于减轻胃的负担,促进胃肠功能恢复。

干稀搭配,咸淡适宜

每餐食物应干稀搭配。食盐的用量要根据具体情况适量增减,如果新妈妈出现明显水肿,产后最初几天应少吃盐;如孕后期无明显水肿,则无须淡食,正常口味即可。

注意调护脾胃,促进消化

月子里应吃一些健脾开胃、促进消化、增进食欲的食物,如大枣、番茄、山药、山楂糕(片)等。

2. 坐月子补养阶段

坐月子中的饮食限制是有其根据的。像是坐月子时常会用到的中药材杜仲是添加在调养的炖补药汤中,或是磨成粉末状来直接服用的一项药材,有强健骨骼的功效。另外,传统中一定会有的"麻油鸡"(在我国北方习惯称麻油为"香油"),其中含有丰富的必需脂肪酸,而鸡肉则是良好的蛋白质来源,使得母乳中的营养成分更加充足。由此可知,传统的月子饮食是由老祖先的智慧与经验的累积所提供的建议,并不只是一味地进补而已。

第一阶段:补血、恢复体力

自生产日开始的第一周,饮食应以恢复体力为主。因为生产过程消耗了许多体力,所以应多加休息来调养生息。此时,应选择容易消化吸收的食物作为月子第一周的主要来源,且应采取方便进食的烹调方式来烹煮食物,避免食用粗糙不易咀嚼、消化或是油炸的食物。如果是剖宫产的新妈妈,在开完刀后的前几天,因为麻醉药可能有较长时间的麻醉效果,使得肠胃蠕动的速度变慢,加上剧烈的移动导致伤口愈合不佳,而需较长时间卧床休养,更要避免食用难消化的食物,以免造成明显的肠胃不适。在肠胃蠕动较缓慢时,应视自己的身体状况来选择食物,像是容易胀气的豆类食物如红豆,以及高食物纤维的食物、牛奶等,则应避免食用。在产后的前两周最好先避免食用含酒精的食物,如麻油鸡等须加米酒烹调的食物,或是用米酒浸泡的中药酒等,也需要小心,因为酒精会延缓伤口的愈合速度。

另外,生产后体内的恶露须排出体外,传统的"生化汤"即有加速恶露排除、调节子宫收缩的功效,在生产后饮用生化汤促使恶露排除干净是有其必要性的。一般生化汤的饮用方式为生产完 2—3 天开始,如果是自然生产则连续服用 5—7 剂;剖宫产因出血量较少,可减少服用的剂数。不论是自然生产或剖宫产,在生产当中都会增加血液的流失,所以第一周的饮食也要注意增加蛋白质、铁质、B族维生素、维生素 C 等的摄取,以利于身体制造足够量的红血球,达到补血的功效。

第二阶段:促进乳汁分泌

第二周的饮食以促进乳汁分泌为主。这个时候可逐渐恢复成一般的饮食,此时宝宝吸食母乳的状况已渐渐稳定,吸吮时间与次数也逐渐增加,所以可食用一些食物来增加泌乳量。如果新妈妈的乳汁分泌量不够,可以多通过一些乳房按摩来刺激乳腺分泌乳汁,也可以适量补充一些促进乳汁分泌的食物,如花生炖猪脚、青木瓜炖排骨等,同时注意水分的摄取,多给宝宝吸吮,泌乳量自然就会慢慢增加。一些食物如韭菜、麦芽等本身具有退奶的功效,要喂哺母乳的新妈妈应避免食用。麻油鸡等有加米酒料理的食材,因米酒中含有酒精,有部分会经由吸食母乳的方式被宝宝摄取到体内。所以建议这些会使用酒来烹煮的食物在烹调时增长烹煮的时间,使其中的酒精尽量挥发掉,以免宝宝摄食过量的酒精,进而影响宝宝的睡眠。

由于新妈妈本身的饮食会影响母乳的质量,而月子中的饮食大部分是以蛋白质类的食物为主,相对的像是蔬菜类及水果类的摄取量就不多,甚至传统上都认为蔬菜及水果的属

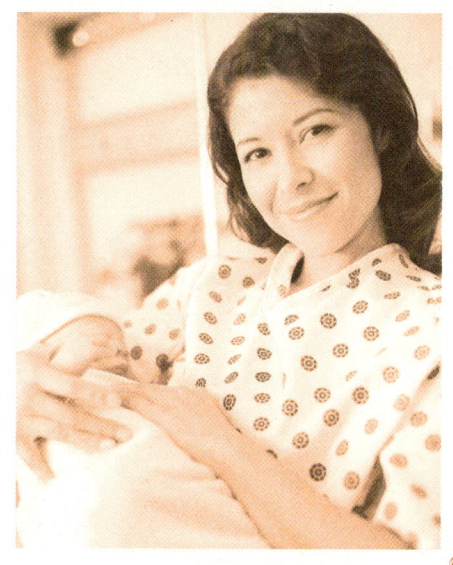

性是偏凉性或冷性,有些新妈妈可能在坐月子期间完全不吃,相对的食物纤维的摄取量变少,很容易有便秘的情况产生。而蔬菜及水果中丰富的维生素及矿物质也是宝宝需要的营养,所以建议新妈妈在坐月子的时候每天要摄取3份以上的青菜及2—3份的水果。

第三阶段:减少油脂并摄取足够蛋白质

第三周到第四周饮食可略作调整,应减少油脂的摄取以利于恢复产后的身材。坐月子的饮食常以麻油或苦茶油来烹调,一方面是为了调整产后虚冷的体质,另一方面是高脂肪的摄取可以增加泌乳量,所以等到泌乳量稳定后,脂肪的摄取就应适度地减少。像是麻油鸡汤可不全部喝完或是将浮油捞去,鸡肉去皮后食用,或是改用以汤取代部分的麻油鸡等方式,不但可以摄取到足量的蛋白质,也可以明显地减少脂肪的摄取。

生产后的第三周开始,由于体力已渐渐复原,新妈妈可以下床适度地活动,对于增加体力及改善便秘都是有帮助的。持续喂哺母乳不但可以提供给宝宝安全又富含营养价值的食物来源,促进亲子间的互动,而且每天定量的乳汁分泌也会使新妈妈体内消耗掉一定的热量,所以应多给宝宝喂食母乳,有助于加速产后恢复身材的速度。

3.产后初期饮食

为了让新妈妈能够分泌充足乳汁,尽早恢复体力,产后初期的饮食显得尤其重要,以下几点可供参考:

产后前几天饮食应以粥和半流质的食物为主,因为产后新妈妈胃肠功能变弱,食欲变差,所以在制作时也要精细一些。可选用汤面、稀粥、馄饨、面包、豆浆、牛奶等,想要补充动物蛋白,可以选择瘦肉、鸡蛋、鸡、鱼等,每天保证早中晚三餐外,还可以在下午和晚间各加餐一次。

鸡汤、排骨汤、鱼汤都能促进乳汁分泌,但应尽量清炖,以免脂肪摄入过多,奶汁内脂肪含量增加,会导致宝宝腹泻。在下奶前不要喝太多汤水,以防胀奶,乳管通畅后可以不再限制。

孕期合并缺钙、贫血以及分娩时出血多的新妈妈,除了吃含钙、含铁丰富的食物(如牛奶、鸡血、猪肝、豆制品、青菜)外,还要坚持服用鱼肝油丸、钙片等补充钙铁的药剂。

新妈妈一般在产后3—4天就可以吃普通饭菜了,不必吃得过稀,但进食也不要过饱。多补充青菜和水果。绿叶蔬菜和水果中的维生素、食物纤维,能保持大便通畅。

4.如何喝生化汤

生化汤的组成:当归25克、川芎5克、桃仁5克、炙甘草5克、炮姜5克、益母草9克。

生化汤的正确服用方法:自然生产为5—7剂;剖宫产为7—14剂,产后3天回家后开始喝。

停用时间:当产后的恶露已经干净,没有血块时即可停止;有感冒、发烧、乳腺炎等症状时也要停止服用。

生化汤的作用:活血化淤、排除恶露。

5.新妈妈恢复的季节补养

由于春夏秋冬四季温度差异大,因此新妈妈的饮食必须有所调整,否则会有不良反应发生。

一般传统的坐月子饮食,性质温热,适用于冬季,春秋时节,在饮食中生姜和酒都可稍稍减少;若是夏天盛热之际,可不用酒烹调食物,但是姜片仍不可完全不用,每次用2—3片即可。

冬季坐月子饮食

在冬天坐月子,天气寒冷干燥,室内温度不易控制,新妈妈要避免着凉、感冒或者关节受到风寒湿气的入侵。一般情况下,室内温度在18℃—22℃,相对湿度在50%—60%比较适合新妈妈和宝宝。

月子里的新妈妈冬季饮食要注意营养均衡。饮食选择范围要广泛些,可适量服用姜汤、姜醋,利于新妈妈血液畅通、驱散风寒,也能减少发

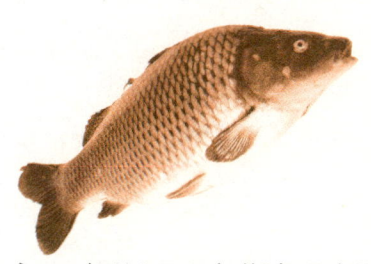

病率。一般的"月子食谱"都具有温补作用,如猪蹄、红萝卜、牛羊肉、土豆、油菜、鱼类、奶类、蛋类等,冬季坐月子的新妈妈都可以食用。

冬天哺乳妈妈的卫生清洁非常不便,尽管如此,因坐月子时出汗较多,所以新妈妈还是要经常洗澡、换衣,最好选择淋浴而不用盆浴。冬天也会使室内通风不便,但新妈妈和宝宝都需要新鲜的空气,并且通风后室内的细菌数会减少,所以,定时开窗通风还是很有必要的。

夏季坐月子饮食

夏季天气炎热,室温难以把握,月子里的新妈妈不能贪凉,室温以

24℃—26℃为宜,保持室内空气流通。新妈妈可以经常用干毛巾或温热水擦身,勤换棉质内衣,换内衣时要避免吹到冷风。

新妈妈刚生完宝宝,体虚内热、爱出汗,又不能开空调、吃冷饮驱暑,食欲自然不振。因此清爽可口、健脾开胃的食物很适合夏季坐月子的新妈妈吃。夏天坐月子饮食宜清淡,要多喝水,多吃豆制品和新鲜蔬菜以及适量瓜果,但不能太贪凉,否则会刺激新妈妈虚弱的脾胃,宝宝也会因此而拉肚子。

另外,夏季里新妈妈要特别注意清洁,因为这也是细菌容易滋生的季节。

6.补充营养元素

蛋白质能够增加人体抵抗力,是构成人体器官组织的重要物质及营养成分,除了能供给热能,还有助于伤口愈合,这对新妈妈来说是不可缺少的营养元素。

如果新妈妈长时间蛋白质摄入不足,会导致肌肉松弛无力,机体抵抗力下降,容易生病,分娩时形成的伤口也难以愈合。此外,新妈妈身体中的蛋白质含量情况影响乳汁分泌,饮食中蛋白质的质和量对乳汁的质量都有影响,因此新妈妈补充的蛋白质应当量足质优。正常情况下,新妈妈每天哺乳需要消耗的蛋白质大概是14克。如果饮食中提供的蛋白质质量不高,那么转换为乳汁后蛋白质的含量也会受影响。因此,除满足母体正常需求外,每天需额外补充20—30克蛋白质,才能保证乳汁中蛋白质的含量。我国建议的蛋白质供给标准是在原基础上每天增加蛋白质25克,可以选用优质蛋白,如肉、禽、鱼、蛋、奶及大豆制品等,这些优质蛋白对乳汁分泌很有好处。每天饮食中必须搭配2—3种蛋白质含量丰富的食物,才能满足新妈妈对营养的要求。

通常情况下,正常人每天需钙600毫克,准妈妈每天需1 500—2 500毫克,哺乳期每日需2 000毫克。100毫克的母乳中含钙34毫克,如果每天泌乳1 000—1 500毫升,就要失去500毫克左右的钙。为减少动用母体钙的储备,哺乳的新妈妈就必须选食含钙丰富的食物,以补充对钙的需求。如果缺钙现象持续,轻者腰酸背痛、肌肉无力、牙齿松动,重者骨质软化变形。

钙主要从食物中摄取,奶类、豆类及豆制品含钙较多,另外,虾皮、海带、紫菜、木耳、口蘑、银耳、瓜子、葡萄干、花生仁等,含钙也较丰富。牛奶含钙较多,但有些新妈妈喝牛奶后会出现腹部不适、胀气等现象,有时还会腹泻,此类新妈妈可用发酵过的酸奶代替牛奶。为了钙的有效吸收,可吃些富含维生素D的食物(维生素D可帮助钙吸收),如蛋类、奶类、肉、黄油等食物。另外,还要注意含钙多的食物不要与含草酸多的蔬菜,如韭菜、菠菜、冬笋、苋菜等同时煮食,这会影响钙的吸收。

女性在孕期及哺乳期每天需要铁元素18毫克。一般饮食每天可提供铁元素15毫克左右,但人体只能吸收其中的1/10,剩下的铁元素多来自破坏后红细胞中的铁元素的再利用。妊娠期女性由于扩充血容量及满足胎宝宝的需要,有一半以上的准妈妈患缺铁性贫血,在分娩时又因失血损失约200毫克的铁,哺乳期通过乳汁又要失去一部分。而铁是构成人体血液中血红蛋白的主要成分。所以,产后补铁是当务之急。可通过进食含铁量丰富的食物补充,如动物肝脏、蛋类、芝麻酱、木耳、海带、香菇、田螺、黄豆等。食用含铁丰富的食物时最好不要与含鞣酸或草酸高的食物同食,如菠菜、苋菜、鲜笋及浓茶,以免结合成不溶解的盐类,影响铁的吸收。

7. 产后恢复期饮食调养原则

吃清淡而易消化的食物,进补速度不要过快。新妈妈的脾胃功能变得比分娩前弱,尤其是在分娩后的十几天内更要注意饮食。如这时吃过于油腻的食物,会使虚弱的脾胃难以接受,引起消化不良。可多吃粥、汤、羹类,少食多餐,每天吃5—6顿,这样既促进消化又能健脾养胃。

多吃对新妈妈恢复有帮助的食物,以恢复元气,补气养血。可在选择营养丰富的食物的同时,搭配有合适药性成分的食物。产后各器官以及各系统都需要复原,如子宫未复旧时可多补充活血化淤的食物。

要根据催乳、哺乳的需要,选择能养血增乳、疏肝通乳的食物,并根据新妈妈乳汁分泌情况以及哺乳的不同阶段进行调整。

禁食大燥、大热、生冷、酸涩等会导致脾胃虚寒、脏腑失调的食物。有毒的、不干净的、有可能导致身体过敏的、含特殊成分的食物,都要避免食用。

要根据宝宝的大便情况调整饮食。因为宝宝的消化能力不够发达,母乳成分发生变化时,宝宝的大便性状就会改变。如宝宝大便泡沫多且酸味重,多是因为妈妈食用过多甜食、糖类,使乳汁在宝宝肠内发酵产生气体造成的,此时妈妈要控制甜食的摄入。如宝宝大便呈油状,则说明妈妈进食脂肪多。宝宝的进食不足,大便就会变得色绿、量少、次数多,这时妈妈应多食下奶食品。

8.产后多吃蔬菜和水果

由于产后需要给宝宝哺乳,对各种维生素的需要比平时增加1倍以上,其中维生素C每天需要150毫克。因为维生素C可以保持血管壁和结缔组织的功能良好、增加韧性,并能止血和促进伤口愈合。新鲜蔬菜和水果中维生素C含量很丰富,如蔬菜中的油菜、苋菜、卷心菜、白菜、菠菜、白萝卜,水果中的柑橘、荔枝、鲜枣、猕猴桃、刺梨等。虽然人体自身能保存一定数量的维生素C,但保存时间较短,过量则会通过尿液排出,所以维生素C必须每天都要补充。

蔬菜和水果还含有丰富的食物纤维,虽然食物纤维不能被人体直接消化、吸收,但它具有较强的吸水性,在肠道中体积增大,可促进肠胃蠕动,保证排便顺畅,并能减少废物在肠道内存留的时间。含食物纤维丰富的蔬菜有芹菜、油菜、萝卜、白薯等,水果有柑橘、柿子、菠萝等。如果每天能补充750克蔬菜和水果,可得到8—12克的食物纤维,即可满足身体的需要。新妈妈在"月子"里吃些蔬菜、水果,补充了足够的维生素营养,对新妈妈的身体恢复、宝宝的生长发育都大有益处。

 ## 9.新妈妈避免食用哪些食物

许多新妈妈在分娩后怕因为饮食上的不注意影响日后的恢复,所以都会询问医生,产后应当吃什么,避免吃什么。实际上,新妈妈在产褥期,尤其是哺乳期应尽量避免的食物有以下几类:

 辛辣温燥食物

如胡椒、辣椒、茴香、韭菜等。辛辣的食物可助内热,使新妈妈上火,出现口舌生疮的症状,而且容易耗气、伤津、损血,加重气血虚弱,进而引起便秘。辛辣温燥的食物通过乳汁还能促使宝宝内热加重,对宝宝也不利。

 寒凉生冷食物

如冰激凌、雪糕、冰冻饮料等。新妈妈产后身体气血亏虚,如果进食寒凉或生冷食物,会阻碍气血的充实,导致脾胃消化吸收功能障碍,不利

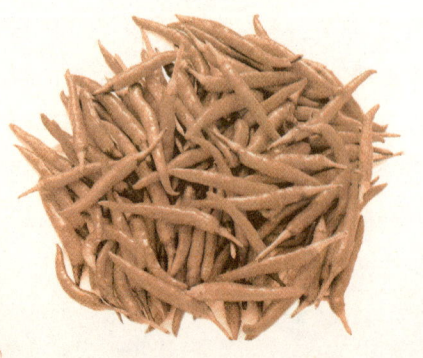

于消化系统的恢复,还会影响新妈妈的牙齿健康。同时吃生冷的食物也不利于恶露的排出和淤血的祛除,因而适宜进食温补的食物,促进气血恢复。

 油炸、脂肪高的食物

这类食物会加重肠胃负担,且因其热量偏高,应少量食用。

 刺激性食品

如酒精、浓茶、咖啡。咖啡能使人体的中枢神经变得兴奋。1杯150毫升的咖啡,含有100毫升的咖啡因,正常人一天最好不要喝3杯以上的咖啡。虽然现在没有明确的数据表明咖啡对宝宝有害,但对哺乳的妈妈来说,应有所节制地饮用或停饮,否则会影响新妈妈的睡眠及肠胃功能,而且会对宝宝产生间接影响。产后也不宜喝茶,这是因为茶叶中含有鞣酸,它会与食物中的铁相结合,影响肠道对铁的吸收,从而引起贫血。茶水浓度越大,鞣酸含量越高,相应地就越影响身体对铁的吸收。另外,茶叶中还含有咖啡因,饮用茶水后,会使人精神振奋,不易入睡,影响新妈妈的休息和体力的恢复,同时,茶内的咖啡因可通过乳汁被宝宝吸收,容易使宝宝发生肠痉挛或出现忽然无故啼哭现象。一般来说,少量的酒有促进乳汁分泌的作用,对宝宝也没

有影响;但过量则会抑制乳汁分泌,影响子宫收缩,所以酒应少喝或不喝。

 过量味精

味精是人们常用的一种调味品,很多家庭都把它作为做菜的必备品。正常情况下,食用味精是没有害处的,但新妈妈不宜食用过量的味精。味精的主要成分是谷氨酸钠,新妈妈在食用过量的味精后,谷氨酸钠就可通过乳汁被宝宝吸收。谷氨酸钠与宝宝血液中的锌发生特异性结合,形成不能被身体吸收的谷氨锌而随尿液排出体外,进而导致宝宝锌的缺乏。缺锌不仅会导致味觉差、厌食等现象,还可影响宝宝智力,造成生长发育迟缓以及性晚熟等不良后果。可见,过量的谷氨酸钠对宝宝,尤其是1—2周以内的宝宝发育有严重的不良影响。所以新妈妈产后三个月内应少食用味精,以免造成宝宝锌缺乏症。

 香烟和烟草

如果哺乳期的新妈妈在喂奶期间仍吸烟的话,尼古丁会出现在乳汁当中被宝宝吸收。尼古丁会影响宝宝的呼吸道健康,因此,哺乳的新妈妈最好能戒烟,并避免吸入"二手烟"。

10. 产褥期也要防止营养过剩

新妈妈分娩后，为补充营养并使奶水充足，一般都非常重视饮食滋补，常常是鸡蛋成筐，水果成箱，罐头成行，天天不离鸡，顿顿有肉汤。其实，这样大补特补，不仅浪费钱财，而且有损健康。

首先，滋补过量易致肥胖。肥胖会导致体内糖和脂肪代谢失调，引发多种疾病。据统计，肥胖者罹患冠心病的概率是正常人的2—5倍，糖尿病的发生则可高达5倍。

其次，新妈妈摄入营养过于丰富，必然使奶水中的脂肪含量增加，如果婴儿胃肠能够充分吸收，就容易导致肥胖；如果婴儿消化能力较差，不能充分吸收，则会出现长期慢性腹泻、脂肪泻等问题，并容易造成营养不良。

新妈妈在产后须要给新生儿喂奶，如果过多食用巧克力，对婴儿的发育会产生不良的影响。这是因为，巧克力所含的可可碱，会渗入母乳内被婴儿吸收，并在婴儿体内蓄积。久而久之，可可碱会损伤神经系统和心脏，并使肌肉松弛，排尿量增加，结果会导致婴儿消化不良，睡眠不稳，哭闹不停。

新妈妈整天在嘴里嚼着巧克力，还会影响食欲，并会使身体发胖，从而造成必需维生素的缺乏，这当然会影响新妈妈的身体健康，也直接影响吃奶婴儿的生长发育。

二、哺乳营养指导

YUNCHANQI YINGYANG JIANKANG ZHIDAO

1. 宝宝营养来源的最佳选择

哺乳是高等脊椎动物的本能，它是人类繁衍昌盛的一个重要环节。每一位妈妈正是通过哺乳，向自己的儿女奉献了伟大无私的爱。

母乳喂养既是中华民族的优秀传统美德，也是目前在世界范围内所大力提倡的。它对于宝宝、家庭、父母亲以及社会都有重要的意义。

母乳直接从妈妈的乳腺分泌，温度适宜又清洁卫生，几乎没有细菌及其他有害物质的污染，当宝宝饥饿和口渴时，随时可以哺喂。

促进母子感情。母乳喂养过程中，母与子的对视，妈妈的语言、触

第四章 产后饮食指导

摸、皮肤接触、乳汁味道、心跳等,都是对宝宝视、听、触、味、温度感觉器官的良好刺激。妈妈甘甜的乳汁和无私的爱让宝宝感受到呵护和安慰。母子的交流也是对宝宝社会交往能力的最早训练。

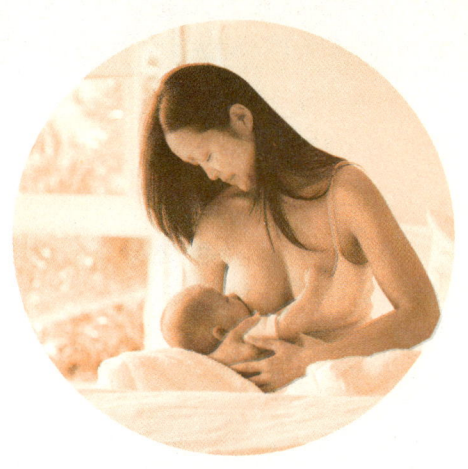

母乳所含的营养,质和量都最符合宝宝的生长需要。特别是初乳中含有各种丰富的抵抗疾病的免疫物质,这些抗体物质能增强宝宝的抵抗能力,从而减少宝宝皮肤、呼吸道、消化道等感染,降低宝宝的患病率和死亡率。母乳不仅营养丰富,而且最易被宝宝吸收,其脂肪、糖分、蛋白质的含量比例十分适当。母乳,尤其是初乳中含微量元素较多,如锌、碘、铜等;铁含量虽与牛乳相同,但是可吸收率却比牛乳高5倍,所以母乳喂养的宝宝患贫血的比例低,母乳中磷、钙比例适宜(1/2),宝宝容易吸收,不易引发低血钙症,而且矿物质总量低,对肾脏造成的负担小;母乳含较多的消化酶,如乳脂酶、淀粉酶等,有助于消化吸收。

母乳含必需氨基酸、优质蛋白质及乳糖,对宝宝大脑的发育有利。母乳中的鞘磷脂、卵磷脂、长链不饱和脂肪酸等可促进中枢神经系统的发育,另外母乳中还有较多的如牛磺酸等生长调节因子,这些都是促进神经系统发育的重要因素。

母乳具有提高宝宝免疫力的作用:母乳中含有分泌型免疫球蛋白A(SIgA),特别是初乳中含量最高,在胃肠道内不受酸碱度影响,不被消化,可结合肠道内病毒、细菌等过敏原和病原体,阻止其侵入肠黏膜,有抗过敏和抗感染的作用。此外母乳中还有少量人体免疫球蛋白如IgG、IgM抗体及T淋巴细胞、中性粒细胞和巨噬细胞,也有提高免疫力的作用;母乳中含有的乳铁蛋白比牛乳更多,可抑制白色念珠菌和大肠杆菌的生长,可抗感染;其他如双歧因子可促进乳酸杆菌、双歧杆菌生长,有助于抑制大肠杆菌繁殖,减少肠道感染。

母乳对胃酸中和作用弱,缓冲力小,在胃内停留时间比牛奶短,有利于消化。

母乳所含的磷、钙比例适当,宝宝的胃肠道容易吸收和消化。还含有维生素 A、维生素 B、维生素 C、维生素 D、维生素 E、微量元素（锌、铜、碘）和水分等可以满足宝宝的需要，另外，母乳喂养还可促进宝宝面部肌肉的发育，使其面部发育更漂亮。

从妈妈的角度来看，母乳喂养不但是付出，也是一种收获。新生儿吸吮可刺激乳头，这种刺激传入中枢神经系统，引起新妈妈脑垂体后叶分泌催乳素，促进子宫收缩，减少产后出血。哺乳可提高妈妈的代谢机能，减少脂肪的堆积，还可减少卵巢癌和乳腺癌发病的概率。母乳喂养让妈妈有神圣的责任感、成就感，可以很好地调节妈妈的心理。

从整个家庭来看，节省了购买代乳品、宝宝因抵抗力低需要就医等费用的开支，有效地减轻了家庭经济负担，可使丈夫轻松愉快，没有后顾之忧，一心投入工作，真正支持了丈夫的事业，使整个家庭关系融洽。所以母乳喂养不但能提高人口素质、生活质量，也是对社会、对人类的一份贡献。

2. 母乳分泌阶段

初乳

分娩后前 7 天的乳汁称之为初乳，与后来的乳汁相比，初乳要显得稠且黄，含有更多的白细胞和抗体。初乳中也有生长因子，可刺激宝宝未成熟肠道的发育，也为肠道消化吸收成熟乳作了准备，并能防止吸收过敏性物质。初乳虽然少，但已经满足宝宝的需要了。

过渡乳

产后 7—14 天间的乳汁，是初乳向成熟乳的过渡。乳汁中脂肪、乳糖量逐渐增加，蛋白质的含量逐渐减少。

成熟乳

大约两周后乳汁会增加分泌量，而且其颜色与成分也都发生了变化，呈淡绿色的水样液体。这就是从初乳逐渐过渡到含有丰富营养成分以供宝宝生长发育所需要的成熟乳。因为成熟乳看上去比牛奶稀，会让有些新妈妈认为自己的奶太稀薄，其实这是正常的。

前奶与后奶

乳汁的成分在每次喂哺时也会有不同。前奶是每次哺乳开始时的奶，是带淡绿色的水样液体，含有丰富的蛋白质、维生素、乳糖、无机盐和水分。后奶是每次哺乳结束时的奶，因为含较多的脂肪，因此颜色较前奶白。后奶富含脂肪能量充足，它提供的能量占乳汁总能量的 50% 以上。

3. 初乳的重要性

产后最初几天，新妈妈的乳汁颜色较黄，量少而稀薄。有的人认为这些乳汁很脏,便将其挤出扔掉,这是完全错误的。

新妈妈在产后最初12天内分泌的乳汁为初乳,颜色和黄油类似。虽不多但浓度很高,与成熟乳比较,初乳中富含分泌型IgA免疫物质、蛋白质、碳水化合物、各种酶类和较低含量的脂肪。初乳能促进脂类排泄,有效减少新生儿黄疸的发生。其中分泌型IgA免疫物质可以像油漆般覆盖在宝宝尚未成熟的呼吸器官和消化器官黏膜表面,防止伤寒菌、大肠杆菌和病毒的附着和侵入,增加宝宝机体免疫力及抗病能力。初乳中还含有溶菌酶,同样具有阻止细菌、病毒侵入宝宝机体的功效。

初乳对孩子一生的健康都有极其重要的影响。英国剑桥大学的科研人员研究发现,如果新生儿吃到母亲的初乳,那么他们8岁时智商水平及健康程度就会明显超过只吃常乳的同龄儿童。不吃初乳的孩子通常免疫系统发育不完善,一生中都易反复患呼吸道感染、哮喘、肺炎以及各种过敏性疾病,到中老年期还易患Ⅱ型糖尿病、老年痴呆症、癌症等疾病。

初乳是人生的第一次免疫,尽可能不要错过给宝宝喂初乳的机会。

4.妈妈饮食对宝宝大脑发育的影响

核桃油、豆油、鱼类、蛋类中含有丰富的亚油酸和DHA,而这两种营养物质可以合成磷脂中的不饱和脂肪酸ARA、DHA,是宝宝大脑发育重要的营养物质。哺乳中的新妈妈多吃核桃、鱼和蛋类,可以增加乳汁中不饱和脂肪酸的含量,刺激宝宝大脑发育,让宝宝更加聪明。

另外牡蛎中含有丰富的锌,紫菜和海带中含有丰富的碘,都利于宝宝的大脑和神经系统的发育。哺乳中的新妈妈可以多食用一些。

5.妈妈饮食与宝宝腹泻的关系

宝宝的胃肠消化系统还没有完全发育好,身体的免疫力也比较低,因此对不良食物也会比较敏感。哺乳中的新妈妈如果吃了过凉的食物,很容易引起宝宝腹泻。哺乳妈妈应合理地安排饮食,正确地吸收营养才会让宝宝健康地发育成长。新妈妈在哺乳期的时候,还要控制自己,不要让自己不良的饮食影响到宝宝。

😊 豆制品

哺乳妈妈如果食用过多的豆制品,会有明显的腹胀情况,身体排气也会增多,这会直接影响到宝宝,宝宝除了也有排气多的情况外,还会出现大便溏稀的情况。一旦出现这样的情况,就说明宝宝的肠胃吸收不了妈妈食用的过多豆制品。

😊 奶水不够

当哺乳妈妈的奶水过少,宝宝吸收不够时,大便会呈现绿色,并且量少、次数多,这个时候新妈妈就要想办法增加乳汁的分泌,可以考虑各种催乳食谱。

😊 脂肪

当哺乳妈妈食用了含有过多脂肪的食物,宝宝的大便会呈现油状,并有较多钙皂。这个时候新妈妈要注意调节自己的饮食。

6.增加乳汁的营养素和食物

为了给宝宝提供量多质好的乳汁,新妈妈应注意饮食调理。据测定,母亲在生孩子后第一个月平均每天分泌乳汁为680毫克,第三个月每天平均为770毫克。妈妈饮食中蛋白质、热量、脂肪等摄入充足者,其乳汁内的含量也高,即可成为高质的乳汁。

😊 摄入充足的脂肪

植物油、动物油、肉类、奶类、蛋类以及大豆制品含有丰富的脂肪。平时用油最好以植物油为主,适当搭配动物油食用。

😊 补充蛋白质

含有优质蛋白质的有豆类、蛋类、肉类和水产品等。

😊 增加热能摄入量

新妈妈饮食中热能供给量要比以前有所增加,乳汁量应能使宝宝吃饱,而妈妈的体重逐渐恢复到理想体重,这也需要热量。热量的最主要来源就是碳水化合物,因此,新妈妈宜多吃碳水化合物丰富的食物,如糙米、面粉、鲜玉米、糖浆、蜂蜜等。

😊 保证钙供给

如果新妈妈饮食中钙含量不足,必定造成新妈妈身体缺钙和乳汁的钙含量降低,影响宝宝对钙的需求。含钙丰富的食物有海带、虾皮、虾米、牛奶、芝麻酱、黑木耳、白木耳、豆类等。为使新妈妈充分摄入钙,还要经常进行日光浴。

😊 补充维生素

新妈妈饮食中各种维生素必须

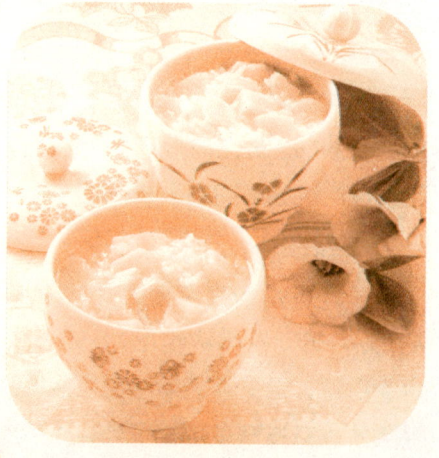

相应增加,这样才能保证新妈妈身体健康,促进乳汁分泌,提高乳汁质量,满足宝宝需要。维生素A能在乳汁中少量存在,新妈妈应多食维生素A含量高的食物,能在乳汁中存在的还有维生素C、维生素B_1,因此可相应补充富含这些营养物质的食物。

充足水分

新妈妈的泌乳量增加,要有充足的水分,可以多吃粥类、奶类、蔬菜和水果,有利于增乳和提高母乳的质量。

三、增加乳汁食物

1.大米

根据营养学家分析:大米中富含大量的淀粉、蛋白质、脂肪以及多种有机酸,如乙酸、苹果酸、柠檬酸、琥珀酸、甘醇酸、延胡索酸等;还含有糖类,如葡萄糖、果糖、麦芽糖等。平均每100克大米中含蛋白质8克、脂肪1.1克、碳水化合物77.3克、少量B族维生素、多种有机酸,以及果糖、铁、磷、镁、钾、钙等,这些可为机体提供多种有益的营养元素。

大米粥具有补中益气、健脾养胃的功效,尤其是女性产后可用大米粥调养身体。但要注意,多吃可能会引起消化不良或胃肠不适,要适量食用。

2.小米

小米的营养丰富,成分包括脂肪、蛋白质、灰分、淀粉、还原糖等。据现代研究得出,每100克小米中含脂肪1.68克、蛋白2.78克、淀粉77.5克、钙29毫克、磷240毫克、铁4.7毫克。小米中还含有其他粮食里没有胡萝卜素,而且维生素B_1的含量是所有粮食中最高的。小米含有丰富的糖分,热量也比较高,适宜脾胃虚弱、腹泻、腹胀或体质虚弱者食用。由于小米是补气补血食品,更适宜哺乳期的新妈妈及婴幼儿食用。小米粥可以单独熬煮,还可以添加大枣、红薯、莲子等熬煮成各种风味的营养粥。

3.玉米

玉米含有蛋白质、脂肪、维生素E、钾、锰、镁、硒及丰富的胡萝卜素、B族维生素、钙、铁、锌等,玉米胚中含有52%的脂肪,仅次于大豆。值得一提的是,玉米油中含丰富的维生素E、维生素A、卵磷脂及微量元素镁,其中亚油酸高达60%,长时间食用可降低胆固醇,防止动脉硬化,减少和消除斑点以及色素的沉积,适合新妈妈在产后食用。玉米不仅对肠胃疾病具有很好的治疗作用,还对心脏病、高血压、糖尿病、高脂血症、动脉硬化、冠心病等有极佳的治疗作用。除此之外,玉米中所含有的大量赖氨酸,能减轻抗痨药物的不良反应,抑制癌细胞生长,同时玉米中的维生素C和胡萝卜素,也能阻止致癌物,减少癌症的发生概率。尤其是玉米中还含有较多的谷氨酸,它有健脑作用,能帮助和促进脑细胞进行呼吸,还能在生理活动中清除体内废物,协助脑组织中氨的排除,因此常食可健脑。甜玉米比起普通玉米含有更多的营养价值,而鲜玉米的营养成分要多于老玉米,食用时要注意选择。

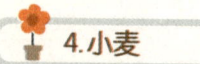

4. 小麦

小麦中含有淀粉、糖类、谷甾醇、淀粉酶、精氨酸、蛋白分解酶、卵磷脂和B族维生素、维生素E,常食对人体健康极为有益。小麦对心血不足引起的失眠多梦、心悸不安、悲喜欲哭及癔病、末梢神经炎、体虚、自汗、多汗、盗汗等疾病均有食疗效果。《本草纲目拾遗》中记载:"小麦面,补虚实,入肤体,厚肠胃,强气力"。

5. 黄豆

黄豆有丰富的营养价值,蛋白质含量高达36%以上,故有"植物蛋白"之美称。据研究表明,每100克大豆含脂肪18.4克,其中不饱和脂肪酸占62%,并含有丰富的亚油酸和卵磷脂。每100克黄豆中含碳水化合物25克,比稻谷、小麦中的含量都高。黄豆中还含有丰富的矿物质,每100克黄豆中含镁223.6毫克、钙259.2毫克、铜15.5毫克、锰2.7毫克、锌16.1毫克,上述元素在人体中能促进酶的催化,参与激素的分泌和新陈代谢,与人体免疫功能、生长发育息息相关。黄豆中含有丰富的天门冬氨酸、谷氨酸和微量胆碱,它们对加强人的脑细胞发育、增强记忆力和促进儿童发育都有益处,其中含有的不饱和脂肪酸,方便消化吸收,是哺乳妈妈和宝宝不可缺少的营养物质。

6. 豌豆

豌豆的主要营养成分为蛋白质、脂肪、糖类、水分、钙、磷、铁、维生素A、

温馨提示 TIPS

长在北方的小麦麦粒分明并透明,含有的蛋白质较多,磨出的面粉和好后会比较有弹性,口感也比较好,适合烘烤面包及糕点;而生长在南方的小麦因其长在潮湿的地方,蛋白质含量较少,制作出的面粉面筋差,口感也不算好。

维生素 B_1、维生素 B_2、维生素 C、尼克酸和食物纤维等。根据现代研究测定，每 100 克新鲜豌豆内含蛋白质 23 克、脂肪 1 克、碳水化合物 54.3 克、粗纤维 6 克、钙 195 毫克、磷 175 毫克、铁 5.9 毫克、胡萝卜素 280 毫克，同时含有多种维生素和微量元素，这些物质可保证人体基本的营养所需，起到防病抗病的作用。《随息居饮食谱》中记载："豌豆甘平，煮食和中，生津止渴，下气，通乳。"所以豌豆可解渴，并对腹胀、下肢浮肿、脚气、女性产后无乳汁等均有疗效。此外，豌豆粉对美白有较好的效果，适合新妈妈在产后养颜祛斑。

7.黑豆

黑豆富含蛋白质、碳水化合物、脂肪、胡萝卜素、维生素 B_1、维生素 B_2、烟酸等。黑豆中的大豆黄酮和染料木素有雌激素特性。黑豆有着低蛋白、高热量的特点，适合患有心脏病、高血压的新妈妈食用。黑豆还有较好的补益功能，适合产后腰痛或腰膝酸软的新妈妈食用。另外，黑豆中有美容价值的维生素 E 含量是肉类的 5—7 倍，可以帮助新妈妈恢复以往的美丽容颜。

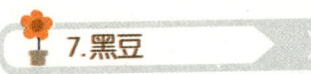

8.乌鸡

乌鸡中含有丰富的蛋白质、B 族维生素、脂肪等多种氨基酸及钙、磷、铁、氯、钠、钾、镁等多种微量元素。乌鸡可入血调经，是妇科良药，可专治女性虚劳所致的月经失调、腰膝酸软等疾病，对女性白带增多、不孕症及产后虚损均有疗效，还可以提高人体的免疫力，有较好的滋补效果。

9.羊肉

羊肉中含有脂肪、优质蛋白、碳水化合物、尼克酸、钙、磷、铁以及微量的硫胺素和核黄素等。由于羊肉所含的钙质、铁质高于猪肉，所以对肺病、贫血病人和体质虚弱的人非常有益。羊肉可以对身体虚弱、阳气不足、冬天手足发冷、畏寒无力、腰酸、阳痿等症状有补益作用。对女性气血两虚、形体消瘦、产后贫血、体质虚弱、脘腹发冷、自汗或虚汗不止以及产后体虚奶少、乳汁不下等也具有一定的食疗效果。羊肉作为冬季进补食品，可以增加热量，抵御风寒，补养气血，还可以增强人体抵抗力和抗寒力。

10.牛肉

牛肉含蛋白质及人体必需的氨基酸，每 100 克牛肉含蛋白质 20.1 克、脂肪 10.2 克、尼克酸 6 毫克、钾 378 毫克，还含有微量元素、维生素 B_1、维生素 B_2、维生素 A、维生素 D 和钙、磷、铁等。此外，牛肉中还含有一些极其特殊的成分,即肌酸、次黄质、黄嘌呤和牛磺酸。这些有效的营养成分,有助于增强体质,提高机体防病抗病的能力。牛肉对身体衰弱,或者久病体虚、营养不良、筋骨酸软、气短、面色萎黄、贫血、头昏目眩等都有补益和食疗的作用。新妈妈因失血引起的贫血,可多食牛肉,或用牛肉配上枸杞子和红枣,补血功效就更加显著了。

11. 鲫鱼

鲫鱼肉中含有丰富的蛋白质、脂肪、钙、磷、铁、硫胺素、核黄素、尼克酸、维生素 B_1、维生素 B_2 等。这些营养物质对人体健康大有裨益,且易于人体消化吸收。鲫鱼对肾炎水肿、营养不良性水肿、肝硬化等都具有一定的疗效;对脾胃虚弱、不思饮食等症状也具有一定的食疗效果。

12. 黄花鱼

据分析,每 100 克黄花鱼含蛋白质 17.6 克、脂肪 0.8 克、钙 33 毫克、磷 135 毫克、铁 0.09 毫克、硫胺素 0.01 毫克、核黄素 0.1 毫克、尼克酸 0.8 毫克,还含有烟酸、碘等。黄花鱼对脾胃虚弱、食欲不振等症都有显著的效果。黄花鱼还可以治疗头晕、失眠等疾病。尤其是用黄花鱼的白脬焙炼成的鱼鳔胶珠,具有补真元、调理气血的神奇功效。消化性溃疡、肺结核、再生障碍性贫血等患者多食用黄花鱼也能取得较好的疗效。

13. 带鱼

带鱼含有丰富的营养,每 100 克带鱼肉中含脂肪 7.4 克,比一般的鱼类都要高很多;其不饱和脂肪酸也较多,而且脂肪酸碳链又很长,形成了多个不饱和键,它们具有降低胆固醇的作用;带鱼的蛋白质含量是 18.1%,高于大黄鱼和鲥鱼,而且都是优质蛋白。它还含有较多的人体必需的微量元素,如钙、磷、铁、碘及多种维生素,这些营养物质对人体健康都是很有益处的。除此之外,带鱼还可养肝补血、滋养头发、润泽肌肤,是美容养颜之佳品,适合产后新妈妈食用。

14. 黄花菜

黄花菜富含维生素 C、胡萝卜

温馨提示

新鲜的黄花菜中含有的有毒成分在 60℃ 的高温环境中即可被杀灭。所以食用黄花菜前宜先用沸水将黄花菜焯烫一下,然后再用清水浸泡 2 小时以上,经过此法处理的鲜黄花菜,其所含的有毒物质秋水仙碱即会被消除,这样的黄花菜食用起来更加安全。

素、糖类、蛋白质、钙、磷和铁。其中胡萝卜素的含量是番茄的数倍,而其中蛋白质、糖类、钙、铁和硫胺素的含量极高。适宜作为病后或产后的调补品,对吐血、失眠、腹部疼痛、大便带血、小便不畅、乳汁不下等症也有疗效。

15.茄子

茄子内含维生素 A、B 族维生素、维生素 C、维生素 P 和脂肪、蛋白质、糖类及矿物质等。其中糖类物质含量比西红柿多 1 倍,矿物质多 2—3 倍,还含有多种生物碱。在紫色茄子中,维生素 P 的含量高达 7.2 克,可增强微血管的韧性和弹性,保护微血管,提高微血管对疾病的抵抗能力。茄子对发热、便秘、眼底出血、咯血、动脉硬化、高血压及皮肤紫斑和坏血病等疾病都有疗效。由于茄子中含有维生素 P,它可降低毛细血管的脆性和渗透性,增加细胞间的黏合力,防止微血管破裂,使小血管维持正常功能。

16.油菜

据营养学家分析,每 100 克油菜中含有蛋白质 1.2 克、胡萝卜素 1.28—3.15 毫克、脂肪 0.3 克、维生素 C 37—51 毫克、钙 140 毫克、磷 26 毫克、铁 0.7—7 毫克。油菜中含丰富的胡萝卜素,比豆类、西红柿及瓜类多 1 倍。特别是其中所含的维生素 C,有助于增强机体免疫能力。油菜具有滑肠的特性,所含的纤维素可促进大肠蠕动,增加大便的排出量,对于习惯性便秘的人具有一定的疗效,油菜还有利于预防大肠癌。油菜中含维生素 A 较高,可保持一切黏膜及上皮组织的正常生长,因此,油菜对促进儿童成长发育、增强抵抗力及皮肤过度角化而变得粗糙都有益处,更由于大量的维生素 A 可促进眼视紫红质的合成,可使人眼睛明亮,起到明目作用。由此可见,油菜对产后风也具有很好的疗效。此外,油菜还适宜产后淤血腹痛、乳痈的人食用。

17.莴笋

莴笋含有丰富的维生素及矿物质,且含有一定的烟酸成分。莴笋具有刺激消化液分泌、促进胃肠蠕动、增进食欲的作用。另外,对于心脏病、

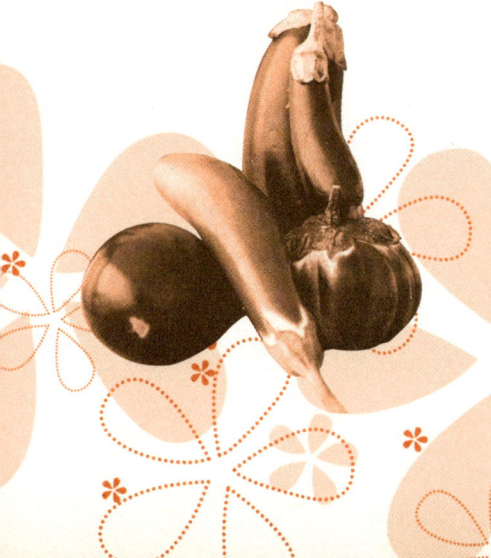

高血压等疾病也具有一定的缓解及治疗作用。莴笋还能够改善肝功能和消化系统功能，对辅助治疗风湿性疾病效果显著。莴笋中所含的铁元素极易被人体吸收，因此常食新鲜莴笋可防治贫血病，尤其是对准妈妈、老人及长期卧床者更为有益。莴笋还具有丰胸的功效，并能调养气血，促进乳房部位营养的供应，适合产后少尿及无乳的新妈妈食用。

18. 山楂

山楂含有蛋白质、脂肪、碳水化合物、粗纤维、钙、磷、铁、维生素等，含钙量名列鲜果榜首，对哺乳妈妈的健康有利。山楂富含黄酮类化合物，能保护心肌，降低心肌耗氧量，加快冠状动脉血流量，从而调节心肌功能，缓解心绞痛。山楂中含有不饱和脂肪酸成分，能降血压、降血脂、降胆固醇、软化血管，对防治心血管疾病效果显著。

19. 苹果

苹果富含维生素 B_1、维生素 B_2、维生素 C、苹果酸、柠檬酸、葡萄糖、果糖、膳食纤维、铁、磷等。多吃苹果有助于防治青春痘及老年斑，且苹果中含有丰富的纤维素，除了可增加饱食感、帮助减肥外，还能促进消化，使肠内胆固醇降低并易于排便，降低便秘与大肠癌的发生概率。此外，苹果中的果胶还能与气体中的放射性元素相结合，促使这种结合物从体内排出，降低癌症的发生率，加上维生素 C 的治癌作用，提高了苹果的抗癌作用。苹果中所含的锌元素，可促进大脑发育、增强记忆力，所以苹果又被称为"记忆之果"；经常吃还可以增加血红素，能防治贫血。日本研究指出，妊娠期间的准妈妈吃苹果可调节水盐及电解质平衡，预防因呕吐而发生的酸中毒，同时，吃苹果可促进胎宝宝正常发育及顺利分娩。

20. 红枣

红枣含有丰富的蛋白质、有机酸、钙、磷、铁、维生素 A、B 族维生素、维生素 C、维生素 P 等营养物质，可养颜美容，改善贫血状况，扩张血管，增加心肌收缩力，更可以保护肝脏，增强体力，对人体健康有很多好处。比较适合女性产后补中益气、养血安神。

21. 桃

桃中含有丰富的膳食纤维、蛋白质、糖类、维生素 B_1、维生素 B_2、维生素 C、磷、铁、钙、钾等。中医认为桃性温，可以益颜色、解劳热，还能生津、润肠、活血。桃仁对心、肝、肺、大肠都有益处，有破血去淤、润燥滑肠的功

第四章 产后饮食指导

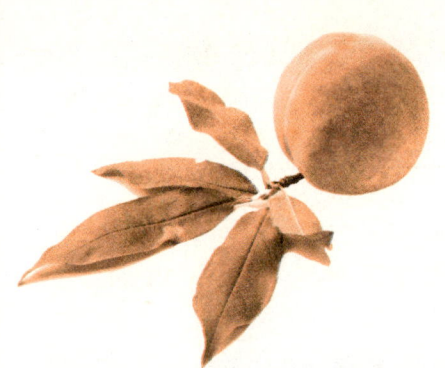

用,能活血行血、清散淤血、去痰、润肠,对于呼吸器官还有镇静作用,可以止咳、平喘。桃仁还有治疗血管栓塞的作用,用于治疗血管栓塞引起的半身不遂。除此之外,临床上还常将其用于治疗月经痛、闭经不通、血压过高、慢性阑尾炎、跌打损伤所引起的淤血肿痛及产后气血亏虚等。

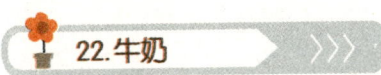

22.牛奶

牛奶含有丰富的蛋白质、脂肪、维生素及各种微量元素,是健康的饮品。其中的蛋白质容易被人体吸收,提供充足的能量,可促进身体的成长发育,因此很适合婴幼儿和青少年饮用。牛奶中有安定神经的物质,如果遇上失眠的状况,在睡前喝一杯牛奶,可帮助睡眠。

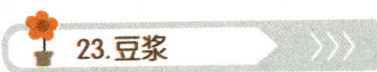

23.豆浆

豆浆富含八种人体必需的氨基酸及优质蛋白质。此外,还富含多种维生素及铁、钙、磷、硒、锌等微量元素,经常饮用鲜豆浆可预防缺铁性贫血。豆浆不含胆固醇,且含有大豆皂甙等多种具有降低人体胆固醇的物质。大豆皂甙成分能够抑制体内的脂肪发生氧化,从而起到延缓衰老,防止动脉硬化的作用。豆浆营养丰富,老少皆宜,但饮用须适量。

24.酸奶

酸奶与牛奶一样,含有丰富的蛋白质、脂肪、B族维生素、钙等营养物质,但其比牛奶更容易被人体吸收。酸奶中含有的乳酸菌可增加肠道有益菌,抑制坏菌生长,可增加身体免疫系统的抵抗力,减少发炎及罹患癌症概率。牛奶经过乳酸菌的发酵,所含有的脂肪酸要比牛奶高出两倍,可以更加高效地利用钙、磷等微量元素。酸奶中的胆固醇含量较低,还含有一种可抑制肝脏合成胆固醇的物质,所以经常饮用酸奶可以降低体内胆固醇的含量,还可以促进肠道蠕动,改善便秘情况。

四、增乳食谱

牛奶鲫鱼汤

【材料】鲫鱼1条(约300克),牛奶50毫升,料酒、葱、盐各适量。

【做法】

将鲫鱼除去鱼鳞和内脏,收拾干净后,放在油锅中略煎一下,再放入葱、料酒、盐、适量清水炖至汤色乳白时,加入牛奶煮开,待鱼肉熟透即可。

功效 鲫鱼含有丰富的蛋白质,而且脂肪的含量低,处于哺乳期的妈妈常吃鲫鱼,不会使母乳中的脂肪含量偏高,也不会使宝宝在食用母乳后腹泻。另外,鲫鱼还含有丰富的钙、铁等宝宝发育必需的营养元素,而且会帮助哺乳妈妈排出体内多余水分,促进乳汁分泌。

茭白猪蹄汤

【材料】猪蹄200克,茭白50克,姜2片,葱、料酒、盐各适量。

【做法】

1.将茭白洗净后,去皮,切片备用。

2.猪蹄用沸水焯烫后刮去表皮上的浮沫,洗净后放入锅内,加清水、姜片、葱及料酒,用大火煮沸后,撇去汤中的浮沫,再改用小火炖至猪蹄熟烂,最后加入茭白片煮5分钟,调入盐即可出锅。

功效 在这道菜中,不但猪蹄是一种极佳的补益食品,而且茭白的营养十分丰富,除了含有蛋白质、脂肪、碳水化合物、钙、磷、铁外,还含有维生素D、维生素B_1、维生素C和烟酸等营养成分,对处于哺乳期的妈妈而言,具有促进乳房发育、增加乳汁分泌、止渴、利便的功效。

归姜羊肉汤

【材料】羊肉300克,当归20克,料酒、生姜片、酱油、盐各适量。

【做法】
1. 将当归洗净后,切成薄片。
2. 将羊肉的筋膜剔去,剁成小块放在沸水中焯去血水。
3. 在沙锅中加入适量清水,把当归片、羊肉块、生姜片、料酒依次放入,用大火煮沸,撇去汤中的浮沫,然后改用中火将羊肉煲至熟烂,调入食盐即可。

功效 当归性温,具有滋阴补血、润肠通便的功效。羊肉中富含碳水化合物、蛋白质、脂肪、钙、铁、磷、B族维生素及胡萝卜素等,特别适合分娩后血虚乳少、恶露不止的新妈妈。

木瓜烧带鱼

【材料】新鲜带鱼300克,木瓜40克,酱油、料酒、醋、葱段、姜片、盐各适量。

【做法】
1. 将带鱼去头和内脏,收拾干净后,切成3厘米长的段。
2. 将木瓜洗净后,去表皮和内核,切成3厘米长、2厘米厚的长方形块。
3. 将沙锅置于火上,加入适量清水,加入带鱼和木瓜块、料酒、葱段、姜片、醋、酱油、盐烧熟。

功效 这道菜清香、味美,木瓜中含有一种天然消化酶,与人体分泌的胰蛋白酶和胃蛋白酶相似,能消化牛奶、蛋类、肉类及其他食物成分,同时还对处于哺乳期的妈妈的乳汁分泌有一定的帮助;带鱼肉含有多种营养成分,能够缓解消化不良,脾胃虚弱等症。

乌鱼通草汤

【材料】乌鱼(又称黑鱼)1条(约500克),通草3克,葱、料酒、盐各适量。

【做法】

将乌鱼除去鳞及内脏,收拾干净后,与通草和料酒、葱、盐、适量水一起入锅炖熟即可。

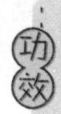
通草味甘、淡,可以清热利湿,通经下乳,为一种常见的通乳食材,一般可在出售中药的药店买到。乌鱼含有丰富的优质蛋白,具有促进伤口愈合的作用,十分适合产后身体尚未完全复原的妈妈吃。

莴苣粥

【材料】莴苣、猪瘦肉各30克,粳米50克。

【做法】

1. 将莴苣洗净后切丝;将猪瘦肉洗净后切末;将粳米淘洗干净。
2. 将莴苣丝、猪肉末及粳米一同放入锅中,加约400毫升水,置于炉火上煮,待煮至米烂汁稠时,调入精盐和芝麻油,再稍煮片刻后即可食用。

作为最适合哺乳妈妈吃的粥品之一,莴苣粥具有益气养血、调五脏的功效,不但可以促进妈妈身体复原,还对下乳催奶有帮助。

鲤鱼鲜汤

【材料】鲤鱼1条(约400克),盐、姜片各适量。

【做法】

1. 将鲤鱼除去鳞、鳃及内脏,收拾洗净后,用沸水焯烫一下。
2. 在沙锅中注水烧开,放入鱼肉、姜片及少许盐。
3. 调小火煮15—20分钟,等到鱼肉熟透即可。

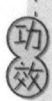
鲤鱼富含蛋白质、脂肪、钙、铁及维生素A、B族维生素等营养成分,可以滋养开胃、益气健脾、清热解毒。对产后的妈妈们而言,鲤鱼汤含有的热量低,能够帮助和促进乳汁分泌,是常见的下乳食品。

醪糟蒸鸡蛋

【材料】醪糟200克,鸡蛋1个,葱花、白糖各适量。

【做法】

1. 将醪糟放在碗中,打入鸡蛋搅匀,放在蒸屉中隔水蒸半个小时左右。
2. 将醪糟蒸鸡蛋从蒸锅中取出,食用前加入适量的葱花和白糖即可。

鸡蛋中含有人体必需的18种氨基酸,而且配比得当,人体吸收率高达95%,鸡蛋与醪糟搭配是一道中国传统的民间增乳食品。尽管此菜具有很好的营养与口感,但却有活血作用,分娩后的女性最好在恶露干净、伤口愈合后再吃,否则会对子宫造成刺激,引起出血。

中药鸡汤

【材料】川芎、甘草、桂枝各3克,当归、白术、茯苓、炒芍各6克,熟地、黄芪、党参各9克,鸡腿2个,盐、米酒各适量。

【做法】
1. 将上述各药材用清水洗净,沥干备用。
2. 将鸡腿洗净后,放在热水中焯烫片刻。
3. 将鸡腿和药材放入炖锅中,加适量清水,用大火煮开后转成小火炖煮约半个小时。
4. 食用前依据个人口味加入适量盐和米酒即可。

此汤能增强体力,预防手脚冰冷,并具有通乳催乳的作用。

黄芪鸡汤

【材料】母鸡1只,黄芪50克,枸杞子15克,红枣10颗,葱1棵,生姜2片,盐、米酒各适量。

【做法】
1. 母鸡剖洗净,放入沸水中焯烫后捞出,冲凉,切块;黄芪、枸杞子洗净,放入药袋内;红枣洗净去核;葱洗净切段备用。
2. 将母鸡块、药袋、红枣、葱段、姜片及适量清水放入炖锅中,大火烧开,转小火炖约一小时后至鸡肉熟烂,加盐、米酒调味即可食用。

黄芪味甘性温,可补气生血而化生乳汁,民间常用于治疗产后乳汁缺少,又可补虚固表,治疗产后虚汗症。母鸡味甘性温,能够温中健脾、补益气血。此汤适用产后体虚、面色萎黄、乳汁过少、易出虚汗等症的辅助食疗。

百合虾仁

【材料】虾仁 300 克,百合 1 棵,红椒和盐各适量。

【做法】

1. 将百合剥成几瓣,洗净;将红椒洗净后切成小片。
2. 将虾仁剔去虾线和肠泥后洗净,用刀将背部划开。
3. 将锅置于火上,倒入底油,待油热后倒入虾仁翻炒片刻,然后加入百合和红椒,加少许清水继续翻炒。
4. 待虾仁熟透后,调入适量盐翻炒均匀即可。

此菜具有安神清心、助眠、通乳催乳的功效。

归芪鲫鱼汤

【材料】鲫鱼 1 条,当归 10 克,黄芪 15 克,姜片适量,盐少许。

【做法】

1. 将鲫鱼除去内脏和鱼鳞,洗净切段。
2. 锅中放油烧热,放入姜片爆香,放入鲫鱼段,煎至呈金黄色盛出。
3. 将煎好的鲫鱼段与当归、黄芪同放沙锅内,加适量水,大火煮开,转小火煮至鱼肉熟透,加少许盐调味即可。

鲫鱼汤味美,营养丰富,可补阴血、通血脉、消积滞、通络下乳。加当归、黄芪可益气养血,为民间常用催乳方。

五、饮食调养产后病症

1. 调养产后贫血

滋补适当。现阶段,人们的生活水平已经显著提高了,产后滋补已经不再是难题,关键在于要注意科学、适度滋补。

补铁。铁是造血不可或缺的元素,要补血一定要先补铁,新妈妈可以多吃木耳、动物肝脏、红糖等富含铁元素的食物。

补充维生素。新妈妈要注意维生素的摄取，枣、梨、苹果等含有丰富的维生素以及铁，而且能够缓解产后便秘。

产后补血食谱

紫米红豆甜汤

【材料】紫糯米 50 克，红豆 30 克，桂圆肉 10 克，糖适量。

【做法】

　　将红豆与糯米洗净后浸泡半日。将红豆和糯米放入锅中，加两碗水，用大火煮开约 10 分钟，然后转小火煮至红豆和糯米完全熟透。加入桂圆至肉煮至熟透，加适量糖调味即可。

 紫糯米和红豆含有丰富的蛋白质和铁，可以改善产后贫血。

银耳猪肝粥

【材料】大米 200 克，猪肝 150 克，银耳 50 克，鸡蛋 1 个，盐、花生油、淀粉各 1 小匙。

【做法】

　　将大米洗净，浸泡半小时。把银耳用温水泡发，撕成小朵；猪肝洗净、切片。把猪肝放在碗内，加入淀粉、盐，打入鸡蛋，拌匀挂浆。将大米煮成粥，放入银耳，再倒入猪肝鸡蛋液，煮 10 分钟即可。

 猪肝能养肝明目，养血补血。

猪肝豆腐汤

【材料】豆腐 200 克，猪肝 100 克，姜 2 片，葱花 1 小匙，盐少许。

【做法】

　　将豆腐切成厚片；猪肝洗净，切成薄片。将豆腐放入锅中，加适量水、盐、葱花、姜末，用小火煮沸，再放入猪肝，用大火煮沸即可。

 猪肝中含有大量蛋白质、钙、铁、磷和维生素 A、维生素 B_1、维生素 B_2 等，有补血明目的功效。

2. 促进恶露排出

在胎宝宝以及胎盘被分娩出后,新妈妈的阴道会排出一些棕红色的液体,这就是恶露。恶露中含有血液、黏液、坏死的蜕膜组织、细菌等。通常,随着新妈妈身体的恢复,恶露会发生三个阶段的变化:

血性恶露

在分娩后1—3天,恶露的量比较多,呈鲜红色,有血腥味,恶露中含有大量的黏液、血液及坏死的蜕膜组织。

浆性恶露

浆性恶露出现在产后4—10天,随着子宫内膜的修复,出血量逐渐减少,因此恶露的颜色由鲜红色转为暗红色与棕红色之间,无味,子宫颈黏液相对增多,恶露中含有坏死的蜕膜组织、阴道分泌物和细菌。

白恶露

产后11—14天,恶露转变为白色或淡黄色,量更少,通常是晚上的排出量比早上多。恶露一般持续三周左右就会停止。

恶露出现异常原因有以下几种:

❶ 胎膜未尽

若新妈妈在生产后的第二周还出现恶露量多,仍为血性,并伴有恶臭味,而且有时会排出胎膜样的东西,子宫恢复很差等情况,那么新妈妈就要提高警惕了,这有可能是子宫内残留胎盘或胎膜导致的,随时可能出现大出血的现象,所以要立即去医院诊治。

❷ 子宫恢复不全

若新妈妈直到月子结束还有恶露,而且恶露淋漓不断,有时还会有较多的血性分泌物,并且恶露呈臭味,那么就有可能是子宫恢复不全。

❸ 产褥感染

若新妈妈发生产褥感染,导致并发子宫肌炎或子宫内膜炎,这时恶露不仅有臭味,而且颜色也不是正常的血性或浆性,而呈混浊、污秽的土褐色。

产褥期的不当保健是引起恶露异常的主要原因,要避免恶露异常,新妈妈要注意保持会阴清洁,经常换洗内裤,预防感染。在产后24小时后就应该下床活动,帮助子宫复原及恶露排出。另外,新妈妈在产褥期最好不要进行性生活,以免造成子宫内膜感染、阴道黏膜破裂。若发现恶露不正常,新妈妈可以通过喝红糖水来促进恶露排出,血性恶露过长时可以适量饮些藕汁,避免恶露不尽。若恶露异常,又不见情况好转,新妈妈就应该及时去医院治疗。

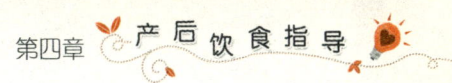# 第四章 产后饮食指导

产后排出恶露食谱

核桃山楂汤

【材料】核桃仁150克,干山楂少许,红糖适量。

【做法】
　　用清水将核桃仁、干山楂浸软,然后用搅拌机打碎。加适量水,过滤去渣。将滤液放入煮锅中煮沸,喝前加入红糖调味即可。

　　山楂具有促进食欲、帮助消化吸收的功效,而且还可以散淤血。而红糖具有补血、益血的功效。此汤可以帮助新妈妈尽快化淤,排尽恶露。

炒藕片

【材料】鲜藕250克,花椒1小匙,肉汤、盐、白糖、香油适量。

【做法】
　　鲜藕去皮洗净,切成片。炒锅置火上,加油烧至八成热,用花椒爆香,然后拣出花椒。加入藕片翻炒几下,加入肉汤、白糖、盐,翻炒均匀,淋上香油,起锅即成。

　　莲藕具有活血止血、清热凉血的功效,适合产后恶露淋漓不止的新妈妈食用。

西芹醪糟鸡丝

【材料】鸡肉250克,芹菜1根,海蜇皮100克,葱1根,红辣椒1个,姜3片,酱油、醪糟、水淀粉各1小匙,盐适量。

【做法】
　　鸡肉洗净切丝,葱、姜洗净切末,将鸡肉、葱、姜放入碗中,用醪糟、酱油拌匀、腌渍;芹菜撕去老筋,洗净切段;海蜇皮、红辣椒洗净切丝,一起放入碗中加酱油、醪糟拌匀备用。炒锅置火上,放入适量油,油热后放入鸡丝炒至八成熟,加入海蜇丝、芹菜及红辣椒炒匀,最后加入水淀粉和盐调匀即可。

　　西芹营养丰富,具有清热平肝、健胃、活血止血等功效。

3. 防治产后便秘、痔疮

产后防便秘

一般人分娩后,虽然血液循环正常,但由于子宫收缩,直肠承受胎宝宝的压迫突然消失,使肠腔扩大舒张,粪便在直肠滞留的时间较长,而且产后多卧位,活动少,腹壁松弛,又多进食少渣食物,容易形成便秘而导致痔疮。而且分娩会扯破会阴,造成肛门水肿疼痛,此时的新妈妈往往不愿排便,这样造成便秘和痔疮更加严重。

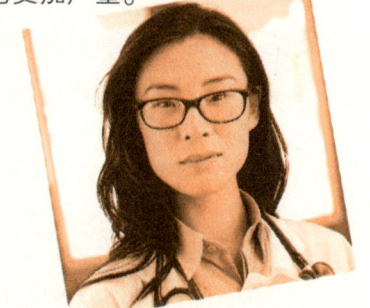

产后防痔疮

❶ 每日清洗肛门。

分娩过程中,肛门会阴部受到不同程度的组织损伤,出现水肿、疼痛。每日清洗肛门,不但保持了肛门清洁,避免恶露刺激,还能促进局部的血液循环,消除水肿,预防外痔的产生。

❷ 及早活动。

由于产后失血,肠道蠕动不足,容易发生便秘,因此,每日多饮水,早日下床活动,可增加肠道津液,促进胃肠蠕动,预防便秘、痔疮发生。

❸ 早排便。

分娩后,一般三日内一定要排一次便,以缓解便秘,防止引起痔疮。如果大便干燥,可用开塞露润滑肠管,软化粪便,以免撕伤肛管皮肤而发生肛裂。

❹ 注意饮食。

吃椒、辣椒等辛辣食品,很容易引起便秘、痔疮,应尽量避免。新妈妈产后的食物一定要搭配芹菜、白菜等纤维素较多的食品,促进胃肠蠕动,避免痔疮的产生。

产后防便秘、痔疮食谱

金银花红豆粥

【材料】银耳 100 克,莲子 50 克,红枣 8 粒,枸杞子少许,米酒、水、冰糖适量。

【做法】

银耳泡发,去蒂洗净后撕成小朵;莲子去心洗净,红枣去核洗净,与银耳一起放入炖锅,加米酒、水同煮约 30 分钟。起锅前加枸杞子,再焖约 10 分钟,加冰糖拌匀即可。

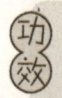 功效 清热解毒,滋阴养颜,养心安神,预防便秘。

蒜泥茼蒿

【材料】茼蒿300克,大蒜8瓣,盐1小匙,香油适量。

【做法】
　　茼蒿洗净,切成寸段;大蒜去皮,捣成泥,备用。炒锅加油烧热,下入茼蒿稍炒,加入蒜泥和调料,翻炒均匀盛盘即可。

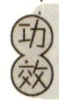
清血、养心、降压、润肺、去痰、通便。

彩蔬拌鸡丝

【材料】芹菜80克,白果20克,鸡胸肉50克,枸杞子5克,熟白芝麻少许,色拉酱2小匙。

【做法】
　　鸡胸肉放热水中汆烫后捞出凉凉,去掉鸡皮,切成细丝。芹菜挑去叶子,洗净后切段。将芹菜和白果汆烫至熟,再放入冷水中浸凉备用。将鸡肉丝、芹菜、白果及枸杞子拌匀,淋上色拉酱,撒上白芝麻即可。

镇定神经,促进子宫收缩,预防便秘。

芦笋炒干贝

【材料】新鲜干贝3颗,绿芦笋60克,姜2片,红甜椒20克,芝麻油2小匙,米酒1小匙,盐适量。

【做法】
　　芦笋去除硬皮,洗净切段;新鲜干贝洗净、沥干;生姜和甜椒洗净,切丝备用。锅中加2小匙芝麻油加热,放入姜片爆香,放入干贝、芦笋、甜椒丝炒熟,加入适量米酒和盐拌匀即可。

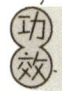
镇定神经,促进子宫收缩,预防便秘。

4.预防产后抑郁

为何会产后抑郁

抑郁是一种常见的心理疾病,全世界的发病率约为11%,产后的新妈妈经常会得此病,所以,产后的新妈妈要适当调整自己的心情,远离产后抑郁。

❶ 身体不适。

疾病会使人极度紧张,这是诱发抑郁症的原因之一。早产、产褥期的疾病或综合征会给新妈妈带来很大压力,容易诱发产后抑郁。

❷ 内分泌的影响。

分娩后的新妈妈体内孕酮、雌激素、催乳素等激素水平发生很大的变化,使神经递质的活动发生改变,可能导致新妈妈的情绪发生变化,出现思维迟钝、情绪低落、躯体倦怠,从而产生抑郁症。

❸ 不适应母亲这个角色。

新妈妈可能会对母亲这个角色感到恐惧,觉得自己无法胜任这个角色,没有安全感,总是指责自己,经常会因情绪失去控制而不停地哭泣。

营养进餐,远离抑郁

一直以来,食物与身体健康的关系为人们所熟知,但食物与情绪及心理健康的关系人们却了解不多。新妈妈如果患上了产后抑郁症,一方面须要加强心理调节和治疗,一方面也须要进行适当的饮食调理。

❶ 要摄入充足的热量。

摄入足够的热量,才能够保证脑细胞进行正常的生理活动。因为人在心情抑郁时会有不同程度上的食欲减退,甚至会出现厌食症,所以食物要色香味俱全,才能刺激胃口,增强食欲,人体才能摄入足够的热量,保证大脑活动所需。

❷ 增加蛋白质的摄入。

瘦肉、鱼虾中含有优质蛋白质,能够为脑活动提供足够兴奋介质,使脑的兴奋性提高,进而抵抗抑郁症。新妈妈应调整好自己的每日饮食,适当进补,这样可使自己精力充沛,心情也会变得愉快,而且,饮食治疗没有副作用,可以成为调节情绪的首选方法。

❸ 维生素和矿物质很重要。

人的大脑需要维生素和矿物质将葡萄糖转化为能量,所以新妈妈应多食用水果和蔬菜,尤其是绿色、多叶、含镁丰富的蔬菜。硒、镁、锌和B族维生素都是抗抑郁必备的微量元素。

❹ 注意食物的性质

植物性食品大多为碱性食物,不仅有利于避免消极情绪,对保健养生也有帮助。

其他方式

❶ 保证充足的睡眠。

分娩后,新妈妈因为消耗了大量的体力,所以需要充足的休息,每天应安静地睡8—10个小时。但是产后新妈妈每天都要多次喂奶,所以在产后前几周,新妈妈晚上睡不好觉,身体会非常疲惫。极度的疲乏会使新妈妈感到生活太过辛苦,时间久了必将导致忧郁情绪的产生。所以,保证充足的睡眠,让身心得到充分的休息可以让新妈妈远离忧郁。

❷ 调整饮食习惯。

晚餐吃七八分饱就可以,临睡前不要进食,以免加重胃肠负担。新妈妈可在睡前吃一个苹果,或者在床头放一个切开的柑橘,柑橘气味芳香,可以使大脑中枢神经镇静,有助于进入睡眠状态。

❸ 配合宝宝的作息规律。

因为宝宝晚上需要喝奶,所以新妈妈必须在白天多休息,以保证精力充足。新妈妈要尽量配合宝宝的作息时间来休息。在宝宝睡觉时,新妈妈可以睡一段时间。

❹ 运动是摆脱产后抑郁的有效方法。

运动也是调节产后抑郁的一个很有效的方法。体育运动不仅能够锻炼身体,还是一种心理治疗的手段。一般来说,抑郁的人只要适当做些运动,很快就能起到调节情绪的效果,很少有人在运动的时候还会感到抑郁。所以,新妈妈在产后要积极进行运动,调节抑郁情绪,不但可以保持一个好心情,还可重塑苗条身材。

❺ 借助冥想远离抑郁的纷扰。

冥想不是放松,它是一种改变意识的形式,通过获得深度的宁静状态而增强自我认知,保持自我的良好状态。放松只是简单地让心情和身体放松休息,冥想是有意识地把注意力集中在某一点或某一想法上,经过长时间反复练习,使大脑进入更高的意识状态中。

❻ 寻求帮助。

为减轻压力,新妈妈可以向丈夫、家人求助,或者聘专人来护理小宝宝,让他们给小宝宝洗澡、换尿布,这样可减轻自己的负担,精神压力也会减轻。

温馨提示

人的情绪是受意识和意志控制的,新妈妈要时刻注意控制自己的情绪,学会驾驭自己的情绪。不要任意放纵消极情绪滋长,这样可能会导致夫妻感情出现裂痕,出现不良后果。

产后防抑郁食谱

卤柳叶鱼

【材料】柳叶鱼 250 克,料酒 1 碗,酱油 2 大匙,糖 2 大匙。

【做法】

1. 将鱼收拾洗净。
2. 将鱼放入锅中,加调味料,再加适量水,用大火煮开,转小火煮 15 分钟。
3. 待汤汁收干即可。

功效 柳叶鱼中含有丰富的钙质,保证新妈妈摄取足够的钙元素。

奶酪鲑鱼卷

【材料】鲑鱼 50 克,四季豆 30 克,低脂奶酪半块,面包 1 片,海苔片半张。

【做法】

1. 将四季豆洗净、切段,再放热水中煮熟。
2. 将鲑鱼洗净,煎熟。
3. 将面包片切成两半,夹入奶酪、鲑鱼、四季豆。
4. 再用海苔片将所有材料卷起即可。

功效 补充体力,养心安神。

橙汁火腿

【材料】素火腿 50 克,胡萝卜 1 个,豌豆荚 30 克,香吉士 1 个,糖 1 小匙,柳澄汁 1 大匙。

【做法】

1. 将豌豆荚洗净,挑去硬梗;胡萝卜削皮,切成长条。
2. 将素火腿切成长条;香吉士削去外皮,切成小块。
3. 锅中加油烧热,倒入豌豆荚、素火腿、胡萝卜炒熟,放入香吉士炒匀。
4. 柳橙汁加糖搅拌均匀,淋入锅中,翻炒一下即可。

功效 增进食欲。

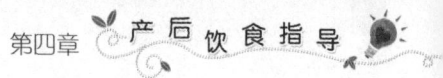

蒜香鱼片汤

【材料】 鱼片300克,大蒜5瓣,葱1根,盐适量。

【做法】
1. 葱洗净切细丝,大蒜去皮切薄片。
2. 锅中加水和蒜片先煮开,再加入鱼片煮熟。
3. 出锅前加入盐,撒上葱丝即可。

 增强体力。

豆豉牛肉

【材料】 豆豉2大匙,牛肉400克,青椒5个,葱1根,生姜适量,酱油1大匙,料酒1大匙,白糖少许,盐、水淀粉、香油适量。

【做法】
1. 青椒去蒂、子,洗净,切成丝;葱姜洗净,切成末。
2. 将牛肉切成细丝,入沸水中焯至断生,捞出沥水。
3. 炒锅内放油烧热,放入葱姜末、豆豉、青椒丝略炒。
4. 放入牛肉丝炒散,加入料酒、酱油、白糖、盐,加入少许清水烧沸,用湿淀粉色勾芡,淋入香油即可。

 补充体力,养心安神。

芥菜黄鱼

【材料】 黄鱼1条,芥菜200克,芹菜2根,姜3片,白糖少许,豆瓣酱2大匙,胡椒粉、花椒少许。

【做法】
1 将黄鱼剖洗干净,沥干水分;芥菜洗净切碎,氽烫5分钟,捞出沥干。
2 将豆瓣酱内的黄豆粒用刀剁烂;锅内热油,爆香葱、姜、花椒、豆瓣酱。
3 将黄鱼煎至两面微黄,加入黄豆粒、芥菜和调味料。
4 倒入少量开水,加盖煮5分钟,下入芹菜煮沸即可。

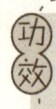

> **功效**：健脾开胃，补益气血，明目安神。

5. 预防产后水肿

为何会出现产后水肿

如果新妈妈平时就容易生气，并且总是情绪抑郁、心情不畅，就会导致气滞肿胀。主要症状是四肢和身体浮肿，但皮肤的颜色不改变，用手按浮肿的皮肤，皮肤会肿起并伴随胸闷胁胀、饮食明显减少的症状。治疗水肿应将重点放在理气、行滞、除湿等方面。

生产之后，体内的败血没有流干净，就会随血液循环流到经络之中，这时新妈妈就会出现四肢浮肿的症状，这种病症就是产后四肢虚肿症。这种症状的主要特点是全身青肿，并伴有恶露不畅的情况。治疗的关键在于活血化淤。

妊娠期，受到内分泌系统的影响，使体内水钠潴留，引起妊娠水肿。这种水肿现象会一直持续到产后。另一种情况，由于新妈妈生产之后气血失和，血液循环减慢，代谢功能没有完全恢复到生育之前的正常水平，也会导致四肢浮肿。

中医认为，产后浮肿包括产后水肿、气滞肿胀、四肢虚肿三种。

调理产后水肿方法

生产之后，如果新妈妈出现脾虚、肾虚、四肢水肿的症状就是产后水肿症。如果产后水肿症患者有手脚浮肿、皮肤光亮而且肤色柔润的症状，应以补气养血为主，同时应配合利水。

生产之后虚肿的新妈妈，应该服用生化汤来帮助排出恶露，并辅助食用具有活血化淤作用的食物进行同步调理，以促进血液的循环和水分的代谢，来帮助消除浮肿。

新妈妈产后浮肿可以食用南瓜子。南瓜子又名"白瓜子"，性平，南瓜子中富含一种能够调节内分泌的物质，因此经常服用南瓜子具有驱虫、利水消肿的功效。

方法：取适量南瓜子，炒熟后煎水服用，可治疗新妈妈产后浮肿症。

除此之外，具有消肿作用的食物还有：红小豆、薏米、绿豆、蚕豆、西瓜、南瓜、黄瓜、冬瓜、白菜、芹菜、黄花菜、荸荠、茼蒿、紫菜、海带、葡萄、柑橘、李子、芒果、甘蔗、牛肉、白鸭肉、鲤鱼、鲫鱼、银鱼等。

若新妈妈出现局部水肿等症状，可能是因为摄取了过多的盐分或者饮用过多的水而引起的。如果经过一段时间的休息之后水肿仍不消失，新妈妈可以选择食疗的方法进行调养，如吃些冬瓜、西瓜以及南瓜等消肿食材帮助消水肿。冬瓜性寒味甘,水分丰富,有止渴利尿的功效,可以减轻新妈妈下肢水肿,因此冬瓜鱼汤、冬瓜野菌汤等菜肴都是治疗水肿的很好选择。另外,南瓜的营养也是十分丰富的,其中所含的调节内分泌的成分能够很好地治疗水肿。

如果新妈妈有产后气滞肿胀的症状,那么除了饮食的调理以外,还要进行合理的精神调理,并配合适当的产褥体操运动,使心情和体能同时得到恢复,这样也利于消除肢体肿胀。

产后防水肿食谱

桂圆姜枣汤

【材料】桂圆肉 120 克,大枣 15 个,生姜 15 克。

【做法】

将大枣洗净后去核;生姜洗净后切成薄片。在沙锅中加入适量的清水,将桂圆肉、生姜、大枣一起放入锅中,先用大火将锅烧开,然后改成中小火慢煮,煮约 40 分钟后将姜、桂圆肉、大枣捞出,即可饮用。

功效 养心安神,健脾开胃,养血益气。若新妈妈由于产后脾胃虚弱而导致水肿,饮用此汤具有一定的缓解效果,还可以缓解新妈妈产后脾虚泄泻、心悸失眠、失血过多。

鲫鱼香菇汤

【材料】香菇 6 朵,鲫鱼 1 条,冬笋 35 克,小油菜 35 克,盐适量。

【做法】

将香菇用温水洗净泡软;鲫鱼除去鱼鳞、鳃和内脏之后,洗净沥干;冬笋剥去外壳,洗干净切成小片;小油菜摘洗干净。在锅中放入适量的油并加热,将鲫鱼下锅,炸至金黄色时,放入发泡好的香菇、冬笋片和小油菜,锅中加入适量的清水用大火熬煮,大火烧开后转小火煮 20 分钟左右至熟,最后加盐调味即可。

功效 鲫鱼性温味甘,具有利水补气的作用,可帮助新妈妈消除产后水肿。

6. 调养产后多汗

为何会出现产后多汗

新妈妈在产后的最初几天,都会出很多的汗,无论新妈妈的生育时间是在春夏秋冬的哪一个季节,分娩后总是会出很多汗,衣服、被子会被汗水浸湿,黏湿不爽,感觉十分难受。那么新妈妈为什么会出现产后多汗的症状呢?

妊娠以后,由于体内的激素水平发生了变化,特别是雌激素逐渐增加，组织中有较多的钾、钠及氯潴留。但准妈妈一经分娩之后，体内的雌激素水平迅速下降，而且身体的其他各系统及内分泌功能也都逐渐恢复到怀孕之前的状态，这时体内多余的水分及电解质就会通过汗腺、肾脏和肺呼吸等方式向体外排出。所以，产后的新妈妈在最初的几天里会出现尿量明显增多的情况，而且皮肤的排泄功能也特别旺盛，所以导致了出汗量比以前明显增多。

除此之外，新妈妈的甲状腺机能在生产之后尚未恢复，再加上坐月子期间新妈妈的进食量比较大，而且食用的大多是高能量食物，其中的脂肪、糖、蛋白质等成分可导致代谢旺盛，因此产生了出汗的现象。

因此，新妈妈们不必过分担忧，因为产后多汗并不是身体虚弱的表现，只是排泄体内多余水分的一种方式。提醒新妈妈们，在产后多汗期间要注意卫生和保健，预防感冒的发生，这种症状一般在几天之内就能自我调节并转好，不须进行特殊的调理。

但是，新妈妈也必须注意，假若产后出汗这种状况持续不断，并经常伴有气短、倦怠、嗜睡等症状，或是在睡眠中就会发生多汗现象，但醒来之后流汗停止，在白天时内心烦热、口干咽燥、头晕耳鸣等症状，如果新妈妈出现了上述症状则可能为病理性多汗，应该及时去医院诊治，以免延误病情。

调理产后多汗方法

由于产后出汗会使新妈妈全身湿冷，所以，过去人们总喜欢让新妈妈穿得厚厚的，裹得严严实实的，而且还不让新妈妈洗澡，以为这样可以保护身体，御寒防病。但是这样做不仅不能使新妈妈保暖，而且会因为皮肤表面不洁而引起各种感染。所谓的产后防"风"，是指防外感风寒，并不是指新妈妈产后不能见风。更有一些老人认为新妈妈产后不能见风，就将门窗紧闭，这样做的结果连正常的室内通风换气也不能保证。在医学上"产后风"是产褥感染的俗称，主要是生产前、生产时或生产后致病菌进入产道而引起的疾病。要正确防范新妈妈产后多汗引起的外感风寒以及"产后风"的发生，应做到以下几点：

❶ 保持衣被干燥、勤洗澡。

产后新妈妈们会经常出汗，须要提醒的是新妈妈出汗后要及时擦干，衣服和被褥湿了也应及时更换，不要因为麻烦就不加理会。同时身体要保持清洁干爽，及时洗澡，勤换衣服。但要注意在洗澡时一定要使用温热水淋浴，因为新妈妈的身体还没有完全恢复，因此应时刻保持警惕。

❷ 保持室内空气流通。

新妈妈所住的房间开窗通风可

第四章 产后饮食指导

选择在气候温和、无风、日光充足的天气里进行，新妈妈所住的床不要太靠近窗或正对窗口，因为被风直吹对身体抵抗力不强的新妈妈来说是很危险的，产后吹风容易伤风受凉，使产后腹痛加重，不利于身体的恢复。必要时新妈妈和宝宝可暂去别的房间休息。

❸ 多晒太阳

在天气晴好、阳光充足的时候，新妈妈和宝宝可以在穿暖、包好，保证安全的情况下，选择到一个阳光充足、避风的地方，一同晒晒太阳。因为在晴朗的天气里阳光中的紫外线不仅有杀菌的作用，还有助于人体对钙的吸收，防止机体缺钙，而且新妈妈与宝宝一起晒太阳不但可以舒活筋骨，对健康有益，还能增进与宝宝的感情交流。

❹ 尽早下床活动。

顺产的新妈妈，在产后恢复一段时间之后，体能和心理都调整好了，就可以下床活动了，比如给小宝宝换尿布、喂奶、洗澡等，新妈妈做些力所能及的事，有利于子宫的恢复，如果下床活动之后再配以适量的保健运动，并搭配营养的饮食，注重卫生和保健就可以尽快缓解产后出汗症状。

产后防多汗食谱

糯米猪肚汤

【材料】糯米300克，猪肚1只，姜片、盐各适量。

【做法】

将糯米淘洗净；猪肚用清水洗净。将洗净的糯米放入猪肚内，用线绳扎紧。锅中加水，煮沸将猪肚放入开水锅中汆烫约两分钟，捞起沥干备用。把猪肚放入沙煲中，取适量姜片放入锅中，锅中加水，煲约一小时，然后取出猪肚并切成小块，将切好的猪肚片和糯米放入原汤中继续煲，煮至米熟肉烂后，加盐调味即可。

 益气养血，补益脾胃，固津敛汗，适合产后气虚多汗的新妈妈食用。

浮小麦饮

【材料】浮小麦25克，红枣15克。

【做法】

将浮小麦及红枣清洗干净放入沙锅中，加适量水，熬成汤，当水饮用；也可将浮小麦炒香，碾为末，再加入枣汤或米汤混合均匀后服用，每次服用8—10毫升，每日2—3次。

功效 收敛止汗,益气除热,适合产后自汗气虚、阴虚盗汗的新妈妈食用。

黄芪粥

【材料】黄芪20克,粳米60克,红糖少许。

【做法】

取黄芪20克,放入沙锅中,加水200克,煎至汤汁剩100克时,过滤去除药渣留汤汁。将粳米淘洗干净,放入锅中,加入去渣的药汁及适量清水,大火烧开,转小火煮熟成粥。服用时可加少许红糖调味。每日早晚温热服,6—10天为一个疗程。

 功效 固表止汗,补气益血,可缓解新妈妈产后虚劳。

7.调养产后腹痛

 为何会出现产后腹痛

产后腹痛是指女性在生产之后小腹部位有疼痛感。这种疼痛主要是指生完宝宝之后子宫收缩时引起的收缩痛,因此产后腹痛又称"产后痛"、"宫缩痛"。产后腹痛主要出现在初次生产的新妈妈身上。疼痛感轻的新妈妈不须要治疗,经过一段时间的调整和修养,腹痛可逐渐消失。

中医认为,产后腹痛是由气血运行不畅,淤滞不通所引起的。病因分为寒邪型和血虚型,寒邪型是指产后的新妈妈身体比较虚弱,寒气会趁此时机侵袭而入,导致血寒易凝,淤血在体内停留,血液循环受阻,血液流通不畅,引起小腹疼痛。血虚型是指生完宝宝之后,新妈妈的血液被消耗了很多,导致脉相空虚,血气不足,血液运行不畅导致血液淤滞。

❶ 血虚型。

产后小腹隐隐作痛,按摩和热敷后疼痛感会减轻,头晕目眩,心悸失眠,恶露量少,色淡,大便干燥不畅通,舌头呈淡红色,舌苔薄,脉相虚弱。

❷ 寒凝型。

小腹常感寒冷并有疼痛感,如热敷疼痛感会减轻,脸色发白发青,手脚冰凉,经血发紫并有血块,舌头颜色黯淡,舌苔发白湿滑,脉相沉紧。

❸ 血淤型。

产后小腹剧烈疼痛,不能触碰,如按触会感觉到有肿块存在,恶露量少,涩滞不畅,经血呈紫色并伴有血块。也有新妈妈表现为胸胁胀痛,脸色发白发青,四肢不热,舌头颜色暗,舌苔发白湿滑,脉相虚弱。

产后腹痛是产后的常见病,病位在子宫,多为阵发性小腹痛。新妈妈要保持心情舒畅,避免肝气郁结;生活起居注意保暖,以免感受风寒,使气血流畅。

调理产后腹痛的方法

调理的宗旨是:暖宫止痛,活血祛淤。

❶ 药物法。

可应用暖宫止痛的中药,如芍药、甘草、桂心、当归、炮姜。同时要随症选用中药,如血淤型选用当归、川芎、桃仁、乌药;血虚型选用熟地、阿胶、党参、山药、麦冬;寒凝型选用吴茱萸、桂枝、饴糖、炙甘草。中成药选用益母草膏或益母草冲剂、失笑散、复方三七胶囊、延胡止痛颗粒冲剂。

❷ 外治法。

盐炒热,敷熨腹部。生姜60克,水煎,用毛巾浸生姜水热敷小腹。党参、当归、川芎各10克,甘草6克,共研细末,用黄酒10克调糊状,敷贴脐部,纱布覆盖,胶布固定,每日1次,直至痛愈。用于产后血虚腹痛者。

❸ 针灸法。

刺三阴交、足三里、关元、中极,留针20分钟。虚者用补法,或加灸关元(七壮)。

❹ 按摩法。

在脚全息生殖腺区找压痛点。按揉3分钟。按揉脚全息腹腔神经丛、下半身淋巴腺各2分钟。按揉关元、上巨虚、三阴交各2分钟。可自己按摩小腹,以关元为圆心,用手掌在小腹部做环形推摩,顺时针方向50圈,逆时针方向50圈,每日1—2次。

❺ 食疗法。

藕200克(洗净切碎),桃仁15克,共煮熟,待藕熟汤浓,饮汤食藕,1次服完。适用于产后气血虚弱,小腹隐痛者。益母草30克,生姜3片,红糖15克,水煎服。适用于产后血淤腹痛者。

产后防腹痛食谱

羊肉红枣汤

【材料】 羊肉200克,生姜20克,红枣15个,料酒、盐各适量。

【做法】

将羊肉洗净,锅中加清水烧开,往沸水中倒入料酒,下入羊肉在沸水中略焯,捞出冲净,沥干切成薄片;生姜切片;红枣洗净去核。锅中放入水和姜片,将水加热,烧开后放入牛肉片和红枣,用大火烧开,再转小火煮汤,最后加盐调味,肉熟后食肉饮汤即可。

 若新妈妈有小腹冷痛、寒凝血滞的症状,可饮用此汤。

酒煮山楂

【材料】山楂60克,黄酒250克,红糖35克。

【做法】
　　将山楂洗净去子,放入锅中,倒入黄酒,加入适量清水,中火慢煮,煮至山楂肉烂时,加入红糖调味,温热时1次服完。

可缓解新妈妈产后腹痛,以及淤血内阻。

当归煮鸡蛋

【材料】当归15克,鸡蛋2—3枚,红糖20克。

【做法】
　　锅中加适量清水,将鸡蛋和当归同时下锅煮,将鸡蛋煮熟之后,剥去外壳,再继续放入锅中炖煮片刻,最后加红糖调味即可。

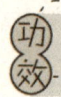
适合产后血虚腹痛的新妈妈食用。